中医疫病芳香疗法

主　编　李良松
副主编　梁玲君　郭永胜
编　委　(排名不分先后)
　　　　孙　瑗　董　菲
　　　　闵泽慧　陈　曦

学苑出版社

图书在版编目（CIP）数据

中医疫疬芳香疗法/李良松主编；梁玲君，郭永胜副主编. —北京：学苑出版社，2024.7

ISBN 978-7-5077-6965-4

Ⅰ.①中…　Ⅱ.①李…②梁…③郭…　Ⅲ.①香精油 – 中医疗法　Ⅳ.①R244.9

中国国家版本馆 CIP 数据核字（2024）第 098234 号

责任编辑： 黄小龙
出版发行： 学苑出版社
社　　址： 北京市丰台区南方庄 2 号院 1 号楼
邮政编码： 100079
网　　址： www. book001. com
电子邮箱： xueyuanpress@ 163. com
联系电话： 010 – 67601101（营销部）、010 – 67603091（总编室）
印 刷 厂： 北京兰星球彩色印刷有限公司
开本尺寸： 880 mm × 1230 mm　1/32
印　　张： 5. 625
字　　数： 138 千字
版　　次： 2024 年 7 月第 1 版
印　　次： 2024 年 7 月第 1 次印刷
定　　价： 88. 00 元

内容简介

　　芳香疗法是古今防治疫疬的重要手段和方法。运用芳香避邪、芳香化浊、芳香除秽来治疗瘟疫在我国具有悠久的历史，早在《礼记》《山海经》和《楚辞》中，就有应用芳香药物来辟邪除秽和治疗传染病的记载，在《伤寒杂病论》《千金方》《温病条辨》等历代许多的医药文献中，也有大量治疗瘟疫的香方、香药和验案。在《大藏经》《道藏》《四库全书》等古代大型丛书和类书中，也有许多应用芳香类本草来防治瘟疫的记载。本书在综合整理历代防治瘟疫文献的基础上，从时代背景、香防方案、香修法门、香疗方法、常用药物、常用香方、常用香品、常用香食等八个方面进行论述。全书内容涵盖了儒、释、道、文、史、哲及民俗、地域等多方面的特色内容，全面论述了芳香疗法在疫疬防治中的应用。香药是通过嗅觉感受来提高人体抵抗力、免疫力，从而达到预防和治疗的效果。在古代，通过闻香、饮香、佩香等措施来预防瘟疫的案例非常普遍，最常用是通过佩戴香囊、使用香器、应用香灸、服用香药等方法以达到外除瘟邪、内化浊气、护佑平安的防治效果。

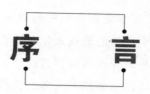

序　言

　　香药本草在疫疬的防治中具有独特的优势和功用。在上古文献中，《诗经》《楚辞》《山海经》的先秦文献都有记载芳香辟浊、芳香除秽和芳香疗疫等方面的内容。可见，以芳香药物治疗瘟疫在我国具有悠久的历史，并形成了特色鲜明的理论体系和临床实践。根据历代史书的记载，香药本草对每个历史时期出现的新型疫毒，都能够起到特有的功效，从而为疫情的防控发挥出积极的作用。

　　我对古代传染病的芳香疗法的研究始于 1985 年 11 月，当时我撰写了《廿六史中的传染病发病规律研究》，在重庆召开的全国青年中医学术研讨会上做大会学术交流。自此之后，我对历代史书中的疫毒诊疗展开了相关课题的研究。2018 年 7 月，我在北京宫廷医药学术交流大会上，做了《古代宫廷香疗与香修研究》的学术报告，其中也介绍了宫廷芳香防疫的内容。2000 年和 2020 年，先后出版《香药本草》之第一版与第二版，其中也有涉及疫毒芳香疗法的章节。2020 年 2 月 11 日，我在《中国日报》官网上发表了《古代瘟疫治验对新冠病毒肺炎疫情防控的启示》，用大量的历史事实来论证中医疫毒防控的历史经验，总结了古代瘟疫防控之四法：地域隔离、官方施药、慈善收治、民间自救。

本书于 2020 年春节之后开始启动编写，由于多方面的原因，直至 2023 年 2 月才完成全稿的修改。中国古今疫毒的芳香疗法除了医书上有广泛的记载之外，佛教、道教、经史等大量的历史文化典籍也有许多这方面的论述。香药是通过嗅觉感受、气味熏染和心灵陶冶来提高人体的抵抗力、免疫力，具有其他疗法无法比拟的特殊功效。本书从疫毒芳香防治的历史背景、香防预案、香修法门、香疗方法、常用香药、常用香方、常用香品、常用香食八个方面来论述。在古代，通过闻香、饮香、佩香等措施来防治瘟疫非常普遍；而在当下，除了古法今用之外，香油、香精、香水、香药颗粒等新型香品在疫情的防控中发挥出了不可或缺的的独特作用。

运用芳香类本草防治疫毒，不仅是中医优势疗法，而且也是中国传统文化的重要特色之一。在常用中草药中，用于瘟疫防治就有 100 多种，其中排名前十均为芳香类本草。在常用方剂中，大多数芳香避秽、芳香解毒、芳香清瘟的组方都以香药类本草为主药。我们讲防治疫毒香药的剂型，除了汤药之外，还包括丸、散、膏、丹、羹、露、饮等各种形式。

本书虽然历经 3 年才修改完成，但还有不少的内容尚待充实和调整。如我们团队正在研究的非遗项目——中国传统水香疗法，已另有专著出版，在本书中就不做详细介绍。由于瘟疫芳香疗法涉及理论文献、本草医方、康复调理和临床应用等各个方面，挂万漏一，在所难免，敬请同行、专家批评指正。

李良松敬识

2024 年 3 月于北京

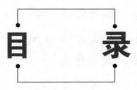

目　录

■ 第一章　绪论 …………………………………… 1

第一节　香药防治疫疠概述 ………………… 1

第二节　香药防治疫疠史略 ………………… 4

第三节　古代中医防疫经验 ………………… 6

一、未病先防 ………………………… 7

二、既病防变 ………………………… 8

三、瘥后防复 ………………………… 9

第四节　当代中医防疫经验 ………………… 11

一、未病先防 ………………………… 13

二、既病防变 ………………………… 15

三、瘥后防复 ………………………… 17

第五节　中医防疫的香修法门 ……………… 18

一、外修法 …………………………… 19

二、内修法 …………………………… 23

■ 第二章　疫疠防治的芳香疗法 …………… 26

第一节　香汤疗法 …………………………… 26

第二节　香熏疗法 …………………………… 29

第三节　香蒸疗法 …………………………… 32

第四节　香灸疗法 …………………………… 34

第五节　佩香疗法 …………………………… 37

第六节　涂香疗法 …………………………… 39

第七节　服香疗法 …………………………… 42

第三章　疫疠防治的常用香药 ………………… 47

第一节　芳香解表药 ………………………… 47

第二节　芳香清热药 ………………………… 52

第三节　芳香除湿药 ………………………… 54

第四节　芳香理气药 ………………………… 57

第五节　芳香温里药 ………………………… 61

第六节　芳香活血药 ………………………… 63

第七节　芳香开窍药 ………………………… 67

第八节　芳香补益药 ………………………… 69

第四章　疫疠防治的常用香方 ………………… 71

第一节　清凉解表香方 ……………………… 71

第二节　辛温解表香方 ……………………… 76

第三节　表里双解香方 ……………………… 88

第四节　清肺解毒香方 ……………………… 102

第五节　温里化浊香方 ……………………… 107

第六节　化痰润肺香方 ……………………… 112

第七节　止咳定喘香方 ……………………… 114

第八节　补虚固本香方 ……………………… 117

第九节　各类外用香方 ……………………… 118

—■—　第五章　疫疠防治的常用香品 ·············· 123

　　第一节　燃香 ·························· 123

　　第二节　生香 ·························· 126

　　　　一、沉香 ························· 126

　　　　二、檀香 ························· 127

　　　　三、郁金 ························· 128

　　　　四、合欢 ························· 128

　　　　五、木樨子 ······················ 128

　　　　六、石蜜 ························· 129

　　　　七、茉莉 ························· 130

　　第三节　合香 ·························· 130

　　　　一、安息香 ······················ 132

　　　　二、龙涎香 ······················ 132

　　　　三、龙脑香 ······················ 134

　　　　四、香附子 ······················ 135

　　　　五、茅香 ························· 136

　　　　六、甘松香 ······················ 137

　　　　七、降真香 ······················ 137

　　第四节　佩戴用香 ······················ 138

　　第五节　生活用香 ······················ 141

　　　　一、可作为虫、兽驱避剂的香品 ········ 141

　　　　二、用于喷洒涂抹的香品 ············ 146

　　　　三、饮食之香 ···················· 147

　　　　四、风雅之香 ···················· 148

　　　　五、美化环境 ···················· 149

　　第六节　特殊用香 ······················ 150

　　　　一、宗教用香 ···················· 150

二、祭祀及民俗用香 …………… 154

三、防腐用香 ……………………… 155

■—— 第六章　疫疬防治的常用香食 ……… 156

第一节　药膳 ………………………… 158

一、湿热蕴肺证 ………………… 158

二、气阴两虚证 ………………… 158

第二节　香羹 ………………………… 159

一、湿热蕴肺证 ………………… 159

二、寒湿阻肺证 ………………… 160

三、气阴两虚证 ………………… 161

四、肺脾气虚证 ………………… 161

第三节　香茶 ………………………… 162

一、湿热蕴肺证 ………………… 162

二、肺脾气虚证 ………………… 166

三、气阴两虚证 ………………… 167

第四节　香酒 ………………………… 168

寒湿阻肺证 ……………………… 168

第五节　香饼 ………………………… 169

第 一 章

绪 论

第一节 香药防治疫疠概述

芳香疗法是指将气味芳香的药物制成适当的剂型，通过内服或外用，将植物的芳香物质吸入体内，发挥芳香物质所具有的生理和心理方面的作用，用于减轻、预防或治疗人体某些疾病的治疗方法。中医在我国几千年的发展过程中，对瘟疫的防治方面发挥了重要作用。中医认为芳香药物具有芳香避邪、芳香化浊、芳香除秽等作用，可用以防治瘟疫，历来受到医家与人们的重视与广泛运用。据《中国疫病史鉴》记载，从西汉以来的 2000 多年里，中国先后发生了 321 次瘟疫，在传染病肆虐的过程中，芳香类中药是驱除疫病最常用的一类中药。这种运用芳香药物防治疫疠的治法，又称为疫疠香药疗法。

疫疠香药疗法，在我国具有悠久的历史，早在《礼记》《山海经》和《楚辞》中，就有应用芳香药物来辟邪除秽和治疗传染病的记载，在《伤寒杂病论》《千金方》《温病条辨》等历代许多的医药文献中，也有大量治疗瘟疫香方、香药和验案。在《大藏经》《道藏》《四库全书》等古代大型丛书和类书中，也有许多应用芳香类本草来防治瘟疫的记载。

疫毒香药疗法利用芳香药物"通经走络、开窍透骨"的作用，通过口鼻吸入和皮肤、经络穴位吸收，疏通脏腑经络体系，对人体进行整体调节，从而发挥避秽浊、防疾病的功效。具体而言：

1. 芳香醒脾化湿，培正驱邪：芳香辛散，芳香醒脾开胃，辛散运湿化浊，以促进脾胃后天之气的运化，不仅可滋生气血以助正气，还可增强祛除湿浊之邪的功能。药选藿香、佩兰、白豆蔻、草豆蔻、砂仁、石菖蒲、苍术等。

2. 芳香疏肝行气，怡神畅志：肝主疏泄调畅气机，芳香行气，能够疏达肝气；肝主调畅情志，心主神明，芳香之气令人心旷神怡，调畅情志。疫疠传播迅速广泛、传染性强，易使公众产生紧张、焦虑的心理，继而引起急性应激性障碍、创伤后应激障碍等心理障碍及自杀的危险性，需预防病人、医务人员、隔离人群及相关家属的心理卫生问题，而芳香疗法有助于保持平静的内心状态，改善人的健康状况。人们面对疫情后出现焦虑、恐慌、无助等心理问题，及早采取中医芳香疗法干预对改善预后有积极促进作用。

3. 芳香避秽化浊，解毒驱邪：芳香功擅辟秽化浊，其所辟之"秽"，是各种无形、有形之秽，是古人对于引起人体发病急、致病重的病因认识。《神农本草经百种录》指出芳香药物治病的机理："香者，气之正，正气盛则自能除邪辟秽也"，说明芳香药物的清正之气，可以起到匡扶正气、祛除浊气的作用。

古人认为运用芳香药物可以起到化浊祛邪、防避疫毒的作用，如《山海经》曰："佩之可以已疠"；《神农本草经疏》言："芳香之气，能避一切邪恶"。喻昌《尚论篇》卷首"详论温疫，以破大惑"认为："古人元旦汲清泉，以饮芳香之药；上巳采兰草，以袭芳香之气，重涤秽也"。而疫疠起病急骤、致病危重，古人非常重视治未病，常预先采用芳香药物，正如叶天士认为"未受病前，心怀疑虑，即饮芳香正气之属，毋令邪入为第一义"。喻嘉言指出"病前预饮芳香正气药，则邪不能入。"若不慎感染疫毒，宜以根据辨证论治理论，灵活化裁运用芳香疗法，正如《时疫辨》所谓："未病而防避之……已病而通解之……病重而消除之……病愈而调理之"。

4. 芳香辛散解表，宣泄透邪：疫疠属于急性外感热病，其治疗重视祛邪外出，《素问·阴阳应象大论》谓："邪风之至，疾如风雨，故善治者治皮毛"，《温病条辨·杂说》称："治外感如将，兵贵神速，机圆法活……"芳香药大多具有解表透邪的功效。若偏于寒者，运用芳香辛温解表药，如紫苏、荆芥、白芷、藁本；偏于温者，运用芳香辛凉解表药，如薄荷、菊花、桑叶；偏于湿者，常用芳香宣透，选用青蒿、藿香、佩兰等，疏化肌表湿邪。而若疫病初期，疫气伏于膜原，可取芳香药物透络清络，宣畅气机之效，如草果、槟榔、厚朴等药。

5. 芳香开通窍闭，苏醒神志：芳香开窍药具有辛香走窜之性，具有清泄心包邪热，芳香清化湿热痰浊，醒神利窍的作用，适用于热入心包或痰浊上蒙机窍而引起的神志异常之证，常用药如麝香、冰片、苏合香、石菖蒲等。

《温热论》称："温邪上受，首先犯肺，逆传心包"，温病传变迅速，致病深重，可出现邪热内陷心包，出现神昏谵语、舌謇肢厥等危重表现，治当亟亟开窍醒神。此乃热邪内闭心包之证，治以辛香透络、清心化痰之品清泄心包痰热，使神志苏醒。代表方剂如安宫牛黄丸、紫雪丹、至宝丹。其中清热开窍法代表方安宫牛黄丸，用冰片、郁金、麝香、牛黄等辛香辟秽，通窍开闭，《温病条辨》称："此芳香化秽浊而利诸窍……使邪火随诸香一齐俱散也。"至于湿热郁蒸，酿生痰浊，蒙蔽清窍之证，治以芳香辟秽、化痰清热之品宣通窍闭，促使神志恢复正常，代表方剂如菖蒲郁金汤。

近些年出现的流行性感冒、H7N9禽流感、埃博拉、非典型肺炎、新型冠状病毒感染，中医都将其统称为疫疠。按照中医理论，疫疠是由天地暴戾之气所致的一种烈性传染病，如果治疗不及时，就会造成大面积的人员死亡。对于疫疠的防治，西医学除了特异性疫苗外，多为对症治疗，尚无针对病原体的治疗，对于病原体的快速变异或新发病原体的出现，西医学则缺少特异性疫苗或抗菌抗毒药物。而中医疫疠芳香疗法凭借其先进的辨证理论体系、丰富的实践经验积累以及简便廉验的治疗措施等，在疫疠防治方面取得了较佳的临床疗效，愈加受到医家的重视与人们的认可。

第二节　香药防治疫疠史略

殷商时期，人们就发现将芳香气味的中药熏烧或制成香囊挂在身上可以驱虫和预防疾病，汉武帝时期，关中瘟疫流行，人们靠熏烧芳香类中药抑制瘟疫的传播。东汉时期的华佗用丁香、百部等芳香类中药制成香囊预防疾病。

《神农本草经》记载药材365种，其中芳香类中药约占10%，包括芳香开窍的麝香、菖蒲，芳香化湿的佩兰、厚朴，芳香活血的川芎、当归,芳香理气的木香、陈皮等,都是目前常用的芳香类中药。东晋时期《范东阳杂病方》中记载采用艾灸预防霍乱。唐宋时期是芳香类中药应用较为成熟的时期。《外台秘要》中记载用艾灸法可防治伤寒、温病及天行、霍乱等传染病。在《备急千金要方》中有大量的芳香类中药和组方,中药有白术、白芷、菖蒲、川芎等,组方有太乙流金散、雄黄丸等,太乙流金散、雄黄丸都是辟瘟气的重要方剂。还记载了多种香疗防疫的方法,其中提到用艾烟熏蒸的方法防治时气瘴疫。《太平惠民和剂局方》中,应用芳香类药物的方剂占35%,如芳香开窍的苏合香丸,芳香理气的木香槟榔丸、沉香丸,芳香活血的乳香散等经典方剂。这一时期,芳香类中药应用十分广泛,在内、外、妇、儿各科涌现出许多方剂,如木香散、五香连翘散、调经散、豆蔻散等。

明代《本草纲目》中将植物类的芳香类中药分为芳草类和香木类,其中芳草类有56种,代表药有荆芥、薄荷、香薷、泽兰、苍术、砂仁等;香木类有35种,代表药有乳香、没药、苏合香、冰片、檀香等。其中还记载运用芳香类中药防疫治疫,如在房中可烧苍术、艾叶、丁香等进行"空气消毒"。

清代,芳香化湿药如藿香、豆蔻、砂仁等大量运用于临床治疗中,如在叶天士《临证指南医案》湿病门中,52例病案中有47例运用了芳香类中药,在吴鞠通《温病条辨》中,也运用了大量的芳香类中药,如芳香解表的荆芥、薄荷、香薷、桂枝;芳香清热的金银花、青蒿;芳香除湿的厚朴、苍术、藿香、草果;芳香温里的川椒、丁香、小茴香;芳香行气的木香、白豆蔻、沉香;芳香活血的乳香、没药;芳香开窍的菖蒲、郁金、麝香等40余种。

近现代以来,芳香类中药在各领域广泛应用,芳香类中药的科学内涵得到了现代技术的深入研究和持续验证。大多数的芳香类中药有效成分得到了阐明，其中的挥发油成分多是小分子物质，脂溶性强，容易被机体吸收。现代药理研究显示中药挥发油在抗炎、抗菌、抗病毒等方面有独特优势，被广泛用于呼吸系统、胃肠道系统、中枢神经系统、心血管系统等疾病的治疗。

芳香类中药的现代应用方式和范围均得到了进一步拓展，如熏蒸法、热敷法、穴位贴敷与外敷法、足浴与香浴法、嗅香法与滴鼻法等外用方法得到了更为普遍的应用，对相关疾病显示出了显著的治疗效果。

第三节 古代中医防疫经验

疫疠的发现在我国由来已久，根据古代文献记载，我国疫疠流行最早可追溯到殷商时期。在商代甲骨文中，已出现了"疫"字。《甲骨文字典·殳部》："役，用为疫。'甲子卜贞疒役不延'丙子卜古贞御役'。"另有"燎"字"其燎于血室"（方法敛《金璋所藏甲骨辞》甲骨编号四六六）"燎门"（郭沫若《甲骨文合集》甲骨编号二二二四六）。"燎"者，即熏燎屋子，以杀病毒虫害之意。可见远在上古时期，人们对于"疫"已有了一定程度的认识。中医所言"疫"，主要是指各种传染病的通称。中医学中与疫病有关的古病名包括"疫""疠""瘟""时气""时行""天行""痧""注""毒""翻""挣"等。《素问·刺法论》云"升降不前，气交有变，即成暴郁"，即阐明了气候不正是导致疫疠形成的主要因素。此外，古代人们关于疫疠的病因还有禽兽动物引发瘟疫、"疠气"致病、战争和自然灾害之后引发疫疠流行等认识。

我国历史上曾发生较大规模的疫疠数百次，人们在长期与其斗争的过程中，积累了丰富的理论知识和实践经验。其中，香药防疫是我国历代防治疫疠的重要手段之一。中医香药外辟邪气、内养正气，在疫疠的预防、治疗以及瘥后防复的整个过程中都有着十分重要的应用价值。

一、未病先防

徐灵胎在《神农本草经百种录》中说："香者，气之正，正气盛则自能除邪辟秽也。"古人认为，香药多为属阳之物，能够扶助人体正气，生发阳气，辟除疫疠邪气，达到辟秽养正的目的。这一点在历代的民俗生活和医事活动中都有着广泛的应用。例如民间有在端午节悬挂艾蒿或菖蒲于门上以辟邪气的习俗，《荆楚岁时记》载"五月，俗称恶月，多禁……五月五日，谓之浴兰节。荆楚人并踏百草。又有斗百草之戏。采艾以为人形，悬门户上，以禳毒气。以菖蒲或镂或屑，以泛酒"；春节要喝屠苏酒，"正月一日……进椒柏酒，饮桃汤，进屠苏酒、胶牙糖。下五辛盘。进敷于散，服却鬼丸"；除夕焚烧香草以辟秽除害，"除夕宜焚辟瘟丹，或苍术、皂角、枫、芸诸香，以辟邪除湿，宣郁气，助阳德。即闭室虚堂，亦无不到"。

此外，古代医籍中也有不少使用香药防疫的记载。如唐代医家孙思邈在《千金要方》卷九中，专列辟瘟方36首，其中包括"一物柏枝散""雄黄散""太一流金散""辟温杀鬼丸"等，所选用的防疫药物多以芳香药为主，如雄黄、朱砂、麝香、细辛、桂心、蜀椒等。刘奎认为桃枝煎汤沐浴为"通治疫疠方""未病、已病皆治"。《备急千金要方》载"凡时行疫疠，常以月望日细锉东引桃枝，煮汤浴之"。《太平圣惠方》

载："治时气瘴疫，消除恶气鬼魅精邪等，宜用雄黄丸方……去厉鬼辟气毒，以绛袋子盛一丸带之，及悬于门户上。"李时珍《本草纲目》载钓樟"茎叶置门上辟天行时气"；《本草正义》描述苍术"芳香辟秽，胜四时不正之气，故时疫之病多用之，最能驱除秽浊恶气，阴霾之域，久旷之屋，宜焚此物而后居人，亦此意也"。

二、既病防变

芳香类药物在疫疬的治疗中也运用相当广泛。如《时疫辨》提出了"治疫之道宜疏达而不可发表，宜芳香而不可辛燥"的治疫法则。清代医家俞根初治疗疫疬主张轻清宣透，用药选方多为芳香宣透之剂，其制方特点芳香宣透，轻灵去实。其所创蒿芩清胆汤何廉臣释义为："青蒿脑清芬透络，从少阳胆经领邪外出，虽较疏达腠理之柴胡力缓，而辟秽宣络之功比柴胡为尤胜，故近世喜用青蒿而畏柴胡也。"此外，清代温病学家吴鞠通治疗瘟疫也主张采用芳香、逐秽、解毒之法，其在《温病条辨》中对吴又可"达原饮"方解为"其意以为直透膜原，使邪速溃，其方施于藜藿壮实人之温疫病，容有愈者，芳香辟秽之功也……又宗喻嘉言芳香逐秽之说"。2003年SARS期间，广东省中医院根据患者发热期的症状表现，辨证采用了达原饮、蒿芩清胆汤、甘露消毒丹等方进行治疗，有效地缩短了发热时间，且热退后不易反复，并能缓解患者全身中毒症状，减少激素用量，缩短病程。

此外，吴鞠通《温病条辨》中所列的众多治疫要方，如"银翘散""桑菊饮""三香汤""香附旋覆花汤""椒桂汤"等，也多含轻清芳化之品。据有关学者对刘奎《松峰说疫》中避疫方的统计，发现65首避疫方中，共含药物116味，其中使用频率占前 18 位的药物依次是：苍术、雄黄、赤小豆、细辛、牙皂、鬼箭羽、白芷、白术、酒、川芎、虎头骨、甘松、降香、蜀香、乌头、雌黄、羚羊角、川椒。可见其组方也多以芳香类药物为主。

三、瘥后防复

中医香药在疫疠恢复期，在加快疾病痊愈，防止复发上也起着关键性的作用。对于大多数出院患者来说，病情得到有效控制，并不意味着患者的身体已经得到完全的康复，功能完全恢复正常。许多出院患者常伴有气虚、乏力、肌肉酸痛、纳差、心慌、胸闷、盗汗、情绪异常等症状。这时，配合使用中医香疗一方面可以灭菌消毒，净化周围空气，防止疾病的复发；另一方面可以激发人体的潜能，增强抗邪能力，促进机体各项功能的康复。尤其对于因病情导致的情绪异常的患者，中医香疗可以调畅情志，达到很好的解郁蠲忿、清心悦神的作用，从而有利于病情的康复。具体可与中医香囊、熏点线香、盘香、艾灸身体穴位、膳食疗法等配合使用。可作为一种中医适宜技术在患者的康复期加以运用和推广。

综上所述，可以看出中医香药在疫疠防治中可以发挥重要的作用，针对疫疠总结出以下运用中医香药防治经验。

1. 加强防疫药香的研究，并积极创制一批具有防疫功效的香药制品，在人群中推广使用，如研发中医香囊、线香、盘香、香皂、香水、香枕、香药口罩等产品，通过悬佩、熏燃、洗浴、喷洒等多种途径发挥中医香药的防疫功效。或在社区、庭院种植具有防疫功效的香植，如艾草、石菖蒲、苍术、薄荷、山奈、荆芥、木香等。也可种植成盆栽，放置到客厅、阳台、卧室，或机关、企业、工厂、学校、病房等公共场地。防疫药香的使用，一方面可以杀灭细菌病毒等病原微生物，净化空气，防止疾病的传染和流行；另一方面可以调畅情志、扶助正气、增强机体的抵抗能力，有助于病情的恢复。

2. 辨证选用中医香方以防治感染。疫疠的治疗应坚持芳香宣透的原则。对于未感人群可预服用椒浆酒、松毛酒、屠苏酒、雄黄酒、桃汤等古方药饮以防疫杜染（若既往有心脏病、高血压、肝病、胃肠道疾病等基础疾病者应忌酒）；或使用粉身散："芎、白芷、藁本，各等分。右三味，治，下筛。内米粉中以粉身"；或以桃枝煎汤洗浴预防感染。对于感染期患者，则应在中医名家或专业医生处方指导下，辨证选用银翘散、桑菊饮、败毒散、甘露消毒丹、达原饮、藿香正气散等香方以治疗疾病。例如《新型冠状病毒感染的肺炎诊疗方案（试行第七版）》中推荐的适用于轻型、普通型、重型患者的清肺排毒汤，由麻杏石甘汤、小柴胡汤、五苓散、射干麻黄汤4个经方加减化裁而成，其制方特点即凸显了芳香清透、给邪以出路的宗旨，使毒热之邪从肺卫宣泄而去，湿毒从小便化解而除。

3. 净化空气和水源。疫疠主要通过空气飞沫传播，在切断传播途径方面，可选用苍术、艾叶、白芷、丁香、硫黄等香药焚烧对室内空气进行消毒，防止传染。对于医院、病房等场所，可配合紫外线照射、过氧乙酸、过氧化氢等化学消毒剂消毒。日常饮用的水源，可选用贯众、降香、朱砂、雄黄等一、二味，置水中浸之，然后饮用，以预防感染。

4. 以艾灸保健防病。疫疠中的主要种类之一为"寒湿疫"，病机特点为寒湿疫邪郁遏肺气，肺失宣肃。临床表现有舌苔白厚腻、身热不扬、恶寒、咳嗽、胸脘痞闷、纳差等特点，病变部位在肺，兼及脾胃。使用中医艾灸疗法可以起到很好的扶正培元、温阳化湿的功效，适用于已感、未感及病后体虚的患者。选穴以肺俞、陶道、大椎、足三里、阴陵泉、神阙、关元为主。神阙穴采用艾炷隔盐灸法，余穴用艾条温和灸，成人每穴灸 15 ~ 20 分钟，少儿每穴灸 5 分钟，日 1 次。以晨起及上午施灸为佳，对于有严重呼吸道症状的患者应注意对艾烟的排气处理，或改用新型无烟艾灸，以免加重病情。

第四节　当代中医防疫经验

疫疠具有发病急、传染性强、病情变化迅速、预后凶险等温疫病特点。《诸病源候论》载："人感乖戾之气而生病，则病气转相染易。"《温疫论》："疫者感天行之疠气也。""夫温疫之为病，非风、非寒、非暑、非湿，乃天地间别有一种异气所感。"据相关史料记载，我国历史上曾发生过 352 次疫病流行，中华民族在几千年的同疫毒战斗中积累了丰富的经验，独特的治疫理论体系贯穿、指导着疾病的每一阶段，即未病先防，既病防变，瘥后防复。

芳香药物因其辛香走窜、善循经络而行的特点，既可有理气活血、破瘀散结的治疗功效，又可助其他药物吸收扩散，是临床中医治疗手段中必不可少的组成部分，从古老文明至今，芳香药物在疾病的治疗中发挥着不可忽视的作用。

2003 年以来，中医药在抗击 SARS、H1N1、H7N9、MERS、EBOV、COVID – 19 等病毒性疾病过程中发挥了重要作用。

广东省佛山市中医药专家制作的方案：①室内中药香薰：艾香或沉香，每天一次，每次熏 30 分钟。②佩戴中药香囊：苍术、白芷、川芎、肉桂、细辛、小茴香各 2g，研末装袋，

10 天更换一次。③间断中药浴足：紫苏叶 20g，红花 10g，干姜 10g，加水 500 毫升，煎煮 10 分钟；再加凉水适量，浴足 30 分钟，隔天一次。

安徽中医药专家制作儿童防疫香囊：取藿香 3g，白芷 2g，艾叶 1g，薄荷 1g。装到香囊袋中，每人一个，挂前胸佩戴，并每天置于鼻前闻香 2 次，每次 2 分钟，晚上睡觉时放置枕边，每周更换一次，很适合儿童使用。

海口市中医院中医芳香疗法：以苍术 10g、冰片 15g、金银花 30g、白芷 15g、连翘 15g、丁香 10g 等为主，以方便人人佩带，提高正气，增强免疫力，降低呼吸道感染风险，同时对消毒环境也起到一定作用。

武汉市卫生健康委员会官网推荐使用香薰疗法：中药香包、清凉油、风油精、鼻烟壶等嗅鼻，每日数次，以预防 COVID-19。中药香囊可取藿香、佩兰、艾叶、苍术等各等量，挂于前胸，每天置于鼻前闻香数次，每次 3 分钟，晚上睡觉时放置枕边，有辟秽解毒功效。每周更换药物 1 次。

《贵州省病毒性肺炎中医药防治参考方案》鼓励使用中药熏蒸、佩戴驱疫辟瘟中药香囊等传统有效方式进行人群集中区域的消毒和个人防护。熏蒸预防方（苗医药）：紫苏叶 20g，艾叶 20g，石菖蒲 20g，蜘蛛香 20g，薄荷 10g，公丁香 10g，红八角莲 15g，藿香 15g，香茅 10g，吴茱萸 10g，贯众 30g，苍耳子 10g，防风 10g，苍术 15g。用法为煎煮熏蒸，每 3 天 1 次，每次 15～20 分钟，微出汗即可。中国针灸学会建议疑似病例采用清艾条温和灸足三里穴、气海穴、中脘穴各 10 分钟，以调节免疫力，改善症状；对轻型、普通型患者建议清艾条温和灸合谷穴、太冲穴、足三里穴各 10 分钟、温灸盒灸神阙穴 15 分钟，以改善症状，缩短病程；对恢复期患者可用温灸盒灸大椎穴、肺俞穴或膈俞穴等 30 分钟，以恢复脾肾功能，扶助人体正气。

一、未病先防

首先，未病先防，是中医"治未病"思想的关键环节。《黄帝内经》曰："圣人不治已病治未病，不治已乱治未乱""病已成而后药之，乱已成而后治之，譬犹渴而穿井，斗而铸锥，不亦晚乎"，这些内容均强调疾病防患于未然的重要性和必要性，对于疾病的未雨绸缪无疑是疾病环中的首要环节。"正气存内，邪不可干""邪之所凑，其气必虚。"人体的正气能保证机体的正常生命活动，也能有效抵御外邪。正气不足，是疾病发生的根本原因，是内因；邪气是疾病发生的必要条件，是外因。在疫疠的预案设计中，未病先防包含体内增强正气和体外化除邪气两方面。

体内增强正气主要是指中药制剂的服用。湖北省中公布的中医预防方案一号方为：苍术 3g，金银花 5g，陈皮 3g，芦根 2g，桑叶 2g，生黄芪 10g（开水泡，代茶饮，7 ~ 10 天）；二号方为：生黄芪 10g，炒白术 10g，防风 10g，贯众 6g，金银花 10g，佩兰 10g，陈皮 6g（煎服，每日一付，分二次，7 ~ 10 天）。江西省中医药管理局组织江西中医药大学等单位的专家们研究制定了中药处方：苍术 10g，陈皮 5g，藿香 5g，紫苏 5g，银花 5g，贯众 5g，生黄芪 10g。北京市发布的预防处方一的药物组成有麦冬 3g，桑叶 3g，菊花 3g，陈皮 2g；预防处方二：金莲花 2 朵，麦冬 5 粒，青果 2 粒（打碎），白菊花 2 朵；预防处方三：生黄芪 9g，北沙参 9g，知母 9g，金莲花 5g，连翘 9g，苍术 9g，桔梗 6g。在以上的制剂中，佩兰性味辛、平，入脾、胃经，可清暑、辟秽、化湿、调经；藿香辛，微温，归肺、脾、胃经，有宽气和中，辟秽祛湿之功，有专家认为，用藿香防治疬气，正利用其芳香化湿、和胃扶正、解表祛邪的功用，有药理研究证实，藿香具有多成分、多靶点、多途径的药用特点。其中槲皮素－7－O－β－D－葡糖苷和芫花素是藿香防治疬气的主要物质基础，可以通过调控细胞炎性因子以及相关趋化因子的活性，参与免疫应答、炎性反应等过程。紫苏为芳香解表药，辛，温，入肺、脾经，有发表散寒，理气和营的功效；金银花为芳香清热药，性味甘、寒，归心、肺、胃经，有清热解毒，疏散风热之效。这些药物共奏扶正祛邪，祛湿解表之效，起到了良好的预防疾病作用。

除体内药物治疗外，香药的食疗也是一种运用较广，效果较好的预防方法。《素问·藏气法时论》曰："毒药攻邪，五谷为食，五果为助，五畜为益，五菜为充。气味合而服之，以补精益气。"民国著名中医张锡纯在《医学衷中参西录》中提到："食疗病人服之，不但疗病，并可充饥，不但充饥，更可适口，用之对症，病自渐愈，即不对症，亦无他患。"食疗不同于一般的药物疗法，和膳食搭配也有一定的区别，食疗也是需要医者根据患者的具体症状，结合四诊判断证型，再进行"辨证施食"。

体外药物治疗方式范围较广，包含枕香、悬香、塞鼻、烧熏、佩香、沐浴等方式，称为衣冠疗法或服气疗法，是指用芳香类药物做药引，来达到防治疾病的目的。我国周代已有佩带香囊、沐浴兰汤的习俗，"香薰"最早是古代先民的一种常见生活习俗，从春秋诸子至明清儒士，均有相关记载，如《离骚》曰："纫秋兰以为佩"，古人认为佩戴香囊既可使周身空气清香洁净，也可起到驱虫祛邪、辟秽化浊的作用。至今南方许多地区仍存有端午节在家门前挂艾蒿、菖蒲等药草的风俗，现有的研究表明艾草主要成分为挥发油、黄酮类等，而挥发油以及其他有效成分对细菌、真菌及病毒有较好的抑制作用。中药香熏疗法在现代社会的疫情防治中也发挥过较为明显的作用，如 2003 年在抗击 SARS、甲流等疾病期间，用艾草、苍术熏蒸空气消毒法被广泛运用，如北京大学深圳医院在用苍术烟熏结合化学、物理等多种空气消毒法对医院进行日常消毒，实现院内 SARS 零感染的记录。新冠疫情较为严重的湖北黄冈，同样采取了烟熏艾条进行院内日常空气消毒，最终实现医院400 余名医护人员零感染的战绩。以上实例均证明芳香药物在疫疬的预防阶段有显著作用。

各省各地区官方的预防中，还体现了因地制宜的特色。例如呼伦贝尔市卫生健康委给出的防治建议中，融入了蒙医的医药经验，药物组成为：麝香 1g，黑云香 50g，甘松 50g，蒜炭50g，阿魏 50g，红花 50g，制草乌 50g，石菖蒲 50g，雄黄50g，人工牛黄 50g。此方既可以 3g 为单位佩戴（把药面装在小布包内，佩戴在胸前 3～14 天，布包内的药面 3 天换 1 次。支气管哮喘、过敏体质者慎用、孕妇禁用），又可使用烟熏的方法，（每次 1～5g，每日 3 次，放置在香炉中点燃，先熏自身口鼻后香熏每个房间，香熏时间 7～14 天，（支气管哮喘、过敏体质者慎用、孕妇禁用）。贵州省的熏蒸预防方的药物组成为紫苏叶 20g，艾叶 20g，石菖蒲 20g，蜘蛛香 20g，薄荷10g，公丁香 10g，红八角莲 15g，藿香 15g，香茅 10g，吴茱萸10g，贯众 30g，苍耳子 10g，防风 10g，苍术 15g，不仅体现了苗医药的特色，还突出了芳香药物的辟秽杀毒的功能。

二、既病防变

既病防变的疫毒预案设计理论主要包含阻截病毒传播途径

和先安未受邪之地。阻截病传途径，如伤寒病在太阳病阶段能得到正确有效的治疗，可防止伤寒病病势发展；又如温热病在卫分证阶段是最早期的诊治关键。与西药相比，中药复方有多成分、多靶点、整体调和、毒性小以及副作用少等优点，其效果也得到社会广泛认可。香药可辅佐其他药物能有效治疗治疗现有的症状防止侵犯其他脏腑，避免并发症的发生和诱发。

先安未受邪之地，即《金匮要略》提出的"见肝之病，知肝传脾，当先实脾"。林佩琴《类证治裁》中明确指出："伤寒不传染，时疫多传染，伤寒邪从毛窍入，时疫邪从口鼻入。"吴又可《温疫论》中记载"邪从口鼻而入"，疫疠正是由于与患者密切接触后通过呼吸道传染，肺当为最先和最主要受到侵犯的脏腑，其次受到攻击的是脾胃，脾胃为气血生化之源，后天之本，脾胃受累，且随着时间的推移，病毒大量复制进化，患者自身免疫功能较差，病情迁延发展愈发严重，最终会累及头部（头晕头痛，脑血管疾病，嗅觉和记忆力减退，）、心脏（血管受损，心脏功能受损和心肌病）、肝肾（肝功能不全，生殖能力下降），由此可见，在治疗过程中对其他脏腑进行提前养护的重要性。在香药治疗中，广东省政协委员、广东省中医院急诊大科主任丁邦晗教授表示，常见的香料药物包括雄黄、苍术、藿香、川芎、白芷、胡椒、槟榔等在制剂中被广泛运用，可祛寒湿、通七窍、消积滞、强筋骨、杀疫毒、增强免疫力，另外如胡椒，入胃、大肠经，白芷入肺、脾、胃经，在消杀疫毒的同时还可温化寒湿，顾护脾胃正气，保证水谷饮食的正常转化，从而给机体提供所需的物质能量，能延缓病情的内传和恶化。

三、瘥后防复

瘥后防复主要包括生理调养和心理防护两方面。处于恢复期的患者体质多为痰湿，故治疗上以芳香化湿为主，可选用藿朴夏苓汤加减，方中藿香快气和中，辟秽祛湿；白豆蔻行气，暖胃，消食，宽中；方中芳香类中药起主要疗效，用以疏化除湿、宣降肺气。对于恢复期患者而言，辅以芳香中药益气养阴治疗，不仅能有效帮助患者改善其肺功能，还能防止后期肺纤维化。

在香药的心理疏导方面，主要是注重香药在后疫情时代的心理康复的应用和作用。河北省心理危机干预委员会副主任委员李幼东表示："心理创伤主要是指由突发的或持续性的生活事件引发的心理问题或心理障碍，这些生活事件可大可小，大如战争、地震、交通事故等，小如父母对儿童的冷漠等。"心理创伤可使个体感觉到强烈的恐惧、无助、抑郁，严重者甚至会影响日后的情绪、行为、智力和人格发生改变。新冠肺炎疫情来势迅猛，它不仅给人们带来了身体上的病理折磨，还留下了一定的心理损伤。

李良松教授在《香药本草》中指出本草香道就是指广义的"香道"概念，即用香的艺术，可以将"中华香道"理解为"中华本草香道文化"，香道是一种文化，是精神文化，道德升华，是人类由嗅觉官能的享受到精神层面修身养性的诉求所产生的一门生活美学。说到香，人们想到的大多是寺庙道观和宗庙祠堂的香烟缭绕，但其实香早已融入了书斋琴房和日常起居生活，有安神养生、美化生活、陶冶性灵的内涵，所以香道也可以运用在后疫情时代的心理治疗，天然香味保存自然、生命之本，其养生、治疗作用远非人们所理解的化学作用。芳香可以开窍，清香可以醒神，浓香可以悦情，淡香可以宁心，据实验研究，焚香在治疗原发性失眠与改善术后患者的睡眠质量方面均具有较好的效果；可以通过嗅觉通路改善学习、记忆能力等认知功能；也能够减轻患者的疼痛，缓解负面情绪，让患者在精神及身体两方面均获得良好的改善；也有研究者认为吸入性芳香疗法能够有效缓解患者的焦虑情绪，同时可以缓解疼痛，改善血压。所以，对于后疫情时期由于疫情所产生的心理障碍的患者，可令其静坐、静卧或在其看书、聊天、睡眠时焚上一炷香，让香透表入里，通贯有无，弥散虚实开合，挥发出入升降。以气和气，以数和数，以态和态，以势和势，香可化神，神转不回，其机乃发，让个体神思在香雾缭绕中得到沉淀和涤荡，从而疗愈心境，促进心识的恢复。

第五节　中医防疫的香修法门

香疗作为中医治疗方法中的重要部分，其在防疫上发挥着重要作用。我国用香文化源远流长，早在先秦时期就存在着"取萧祭脂"和"秋兰以为佩"的用香典范，焚香、佩香、浴香、抹香作为香文化的突出代表，成为香疗的主体部分，较早运用于防疫，《后汉书》有"三月上巳漤洧两水之上""秉兰草，被除不祥"，另有兰汤沐浴驱疫鬼、除疾病，以及"莽草以熏"灭虫防疫医疗用香的记载。隋唐以前香多为贵族使用，预防性用香极少被大众接受。魏晋时期仅《肘后救卒方》涉及香疗防疫就能展现香疗发展的不良境况。随着历史的发展，"香风下移"，在经济及文化高度繁荣的唐朝，香疗在防疫方面运用得更加广泛，并出现了相应的组方用药。因此，社会稳定、经济发展及文化繁荣是香疗防疫发展的重要背景。

中医香疗是以中医药理论为基础，借助芳香中药所特有的治疗功效，将其制成适宜剂型，作用于局部或全身，以预防、治疗或康复疾病的一种传统疗法。香药对人体的影响有生理和心理两个方面。对生理的影响主要有神经系统和心血管系统，特别对中枢神经的影响较大；心理方面主要是通过感受香药特有的气味，使人身心进入一种愉悦的境界，产生美好的感受。香药的主要作用机制就是散发于空气中的香药分子被鼻腔的嗅觉细胞捕获，口腔以及眼睛等器官的黏膜吸收，并由此对末梢神经和毛细血管产生生理效应，并将此信息传输到大脑皮层，从而给人芳香可人、身心愉悦之感。

香药在预防疫病的运用形式十分多样化，可分为外修和内修两种。外修主要指外用法，通过烧熏法、悬佩法、汤浴法、涂抹法、艾灸法等，一方面驱邪避秽，另一方面修身养性、调畅情志，以达到"精神内守"。内修法主要指通过内服方药来调理身体，内服种类丰富，包括汤药、药膳、香羹、香茶、香酒等，剂型也呈多样性，有丸、散、汤、膏、药汁、酊剂等。香疫疗法基于中医辨证论治，根据药物的不同气性来干预人体寒、热、湿、瘀、虚、郁等气血阴阳的偏颇体质状态，即以"气"胜"病"，"药气治病"之意。不仅可体现在疫病的预防，也可以在疫病康复阶段发挥"防复"作用，亦可应用于临床各科的疾病预防。

一、外修法

香刺激人的嗅觉，给人带来精神上的愉悦，焚香会产生云雾缭绕的情景，犹如置身仙境，使人产生幻觉，幻想神灵下降兆身，致使与神沟通，营造出一种特殊的宗教气氛。古往今来，香在道教和佛教中被广泛运用，香所具有辟邪疗疾、修性养生等多种作用得到充分发挥。宋朝位于我国疫疠流行的第二高峰期，同时受到佛道的影响，焚香崇道及防疫在此时得到了极大地发展。

道教认为天然香料吸收了天地之精华与自然之灵气，清净至要。在道教修炼方法中，香汤沐浴是重要方法之一。道教专门定了"沐浴吉日"，告诫信众按照黄道吉日去沐浴香汤，起到保健养生的作用。道教沐浴的香汤，通常以五种香料调配而成，俗称"五香"。据道教文献记载，"五香"不是专指五种香料，而是指从兰草、白檀、白芷、桃皮、柏叶、沉香、鸡舌香、零陵香、青木香等多种香料中选取五种进行调配。香汤沐浴可以达到洗涤身垢、外以净身、内以净心及预防疾病的目的。道教持香修道重在启发心智，具有一定的精神寓意，指引人的心灵达到超自然境界，从而使人的心灵得到解脱，获得"心"香。道教称香有太真天香八种：道香、德香、无为香、自然香、清净香、妙洞香、灵宝慧香、超三界香。这八种香不是普通的香料，而是人的"心"香。

佛家认为"香为佛使""香为信心之使"，所以焚香上香几乎是所有佛事中必有的内容。与道教不同，佛教非常推崇檀香，认为其不仅能治疗疾病，而且能给人带来愉悦。佛教认为，香不仅能治疗疾病，而且能对人的情绪产生影响，能开启人的智慧，使人精进修行，领悟佛法。经书记载，佛于说法之时，周身毫毛孔窍会散出妙香，而且其香能普熏十方，震动三界。故在佛教的经文中，常用香来譬喻证道者的心德。佛教把香引为修持的法门，借香来讲述修心之法与佛理。佛教中的香严童子之名即"由悟香尘，严净心地"之意。菩萨在楞严法会上讲道，修持者若能专心忆念佛性，则能受到加持与接引，"如染香人，身有香气，此则名曰香光庄严"。所以说，佛教中的香不仅有净化空气、祛除污秽、治疗疾病等功效，还可以庄严道场，超脱世俗，浸润修行者的身心，使人清心定意。佛法将香的境界从世间的用香升华到见香成佛的无量境界。

在佛法中，将人类与外界沟通的途径，以眼、耳、鼻、舌、身、意等六根来统摄。相应于此六根所对应的外境，则有色、声、香、味、触、法六尘。由于这些外境很容易使人心思迷惑、执着，如同尘垢覆盖清净自性，因此称为"尘"。六根、六尘虽然容易使人执着、迷妄，但却也是最佳修行悟道的入手处。因此，与鼻根相应的香尘，也是极佳的修行法门。

到了现代，人们将中医的芳香疗法发扬光大，成为养生保健的"绿色疗法"之一。常用的香疗法包括：佩香、嗅香、燃香、饮香、浴香。佩香芳香药制成药末，装在特制的布袋中，佩戴在胸前、腰际、脐中等处。该疗法通过药物渗透作用，经穴位、经络直达病处，起到活血化瘀、祛寒止痛、燥湿通经的作用。嗅香法是通过鼻黏膜的吸收作用，使药物中的有效成分进入血液而发挥药效。适用于支气管炎、头痛、眩晕、失眠、鼻炎、咽炎、中暑等症。燃香具有芳香醒脑、辟秽祛邪的功用，如将木香、沉香、冰片、薄荷、檀香等制成香饼、瓣香、线香、末香等，置于香炉中点燃，使居室内香气缭绕，从而起到清新环境，怡养心神的作用。特别值得一提的是芳香药艾叶，《孟子》中就有"七年之病，求三年之艾"的名言，至今艾条灸仍是中医临床应用广泛的治疗方法之一。浴香指将具有治疗作用的芳香类中药或花卉加入水中，用来洗浴或熏蒸，达到健身除病、美容玉肤的作用。如今广为流传的鲜花浴，就是选择适宜的花卉进行保健治疗，特别是秋冬之季，有温泉之地的旅游景区，林列十余种各种花卉温泉，吸引众多游客，该疗法对于风湿症、关节炎、皮肤病等疾病疗效颇佳。在茶中加入芳香类的中药饮香，便是具有保健养生作用的药茶。如加入干薄荷叶，便具有疏风散热的功能，对咽喉肿痛、风热感冒等有良效，加入款冬花，对咳嗽、痰多等呼吸道的疾病有辅助治疗的作用。

香疗防疫立足以人为本，一方面注重改善患者所处的环境，另一方面也对患者的身心进行全面调摄。香疗有愉心安神之功，在漫长的抗疫过程中，有助于舒缓和放松心情，对消解消极情绪有一定的辅助作用。众所周知，健康的心理状态有利于疾病的康复。疫情时期不少人会产生恐惧、悲观、焦虑的负面情绪。对于感染者而言，尤其容易出现"金囚木旺"的情况，邪热壅肺，不能克制肝木，导致肝气上逆、心肝火旺，而见烦躁、易怒等异常情绪。康复患者也常伴有心理功能障碍、社会参与能力低等问题。配合使用中医香囊等芳香疗法能够清心悦神，宁神静气，有效地减轻烦闷、抑郁等不良情绪，抑制精神的过度紧张和兴奋，缓解失眠，对于疾病的康复具有积极的促进作用。葛洪在《肘后备急方·治伤寒时气温病方第十三》中论述，若遇到"热极，心下烦闷，狂言见鬼欲起走"的病患，当"用干茱萸三升，水二升，煮取一升后，去滓，寒温服之"。香疗之法，能纾解烦闷、忧郁等负面情绪，对疾病的治疗与愈后调理有积极作用。

中医养生学认为，精神内守是防病治病的根本，精神养生在于通过怡养性情、调摄情志等方法，促进人的身心健康，达到形神兼养、预防疾病的作用。中国文人与"香"素有不解之缘，他们以香怡情、以香养德、以香修性，对后世香疗养生文化影响深远。

二、内修法

清代刘奎认为"治法于未病前，预饮芳香正气药则邪不能入"，用于内服的防疫方药非常丰富，如椒柏酒、松毛酒、豉术酒、椒酒、姜酒、屠苏酒、福建香茶饼等。桃树虫、松叶、柏枝、车前子、苍耳嫩叶、黄花蒿、皂角等芳香药物历代医家一致认为具有良好的辟疫功效。凡是用药，皆需结合个人体质，遵从辨证论治的中医思想。体寒之人喜闻辛温，恶闻气之辛凉，反之体更寒；体热之人喜闻辛凉，恶闻气之辛热，反之体更热；气郁之人喜闻清轻，恶闻气之厚重，反之气壅滞；气虚之人喜闻辛平，恶闻气之浓烈走窜，反之耗竭精气。因此，中医香疗应有处方配伍思路，以防用之不当而伤身。通过体质辨识因人施药，不同体质之人选择不同的组方，以恢复机体阴平阳秘、脏腑调和的疗法可以作为"治未病"的常用干预手段之一。

王琦教授认为体质有九种，一种平和，八种偏颇。其中，阳虚质、痰湿质偏寒，用药应以辛温助阳、温散气机、散寒除湿、芳香入脾为原则，组方以平胃散为主，加艾叶、石菖蒲、丁香、肉桂、干姜等；阴虚质素体偏热，佩香用药应以辛凉散热、酸甘化阴为原则，组方以芍药甘草汤为主，加山楂、山萸肉、薄荷、乌梅、黑豆等；湿热质以脾虚与阳热兼夹，佩香用药应以寒温并用，芳香入脾与辛凉清热结合为原则，组方以三仁汤为主，加桑叶、菊花、陈皮、苍术、绿豆壳等；气郁质、血瘀质属气机不畅，佩香用药以芳香行气、安神疏肝、活血通脉为原则，组方以四逆散为主，加玫瑰花、月季花、合欢花、延胡索、薄荷、菊花、甘松、川芎、乳香、降香等；气虚质、特禀质属气有不足，佩香用药以淡香益气、扶正祛邪为原则，组方以玉屏风散合《千金方》定志丸为主，加苍术、紫苏、白芷等。

利用中医香疗预防疫疬，可适当纳入防疫专药，但整体组方气性应适用于该体质特点。吴鞠通《温病条辨》指出："疫者，疬气流行，多兼秽浊。"苍术是中国古代防疫的重要药材之一，《本草正义》记载："苍术，气味雄厚……能彻上彻下，燥湿而宣化痰饮，芳香辟秽，胜四时不正之气。"经药理研究证实，苍术具有抗球菌、杆菌、真菌和病毒活性的作用。梅全喜认为，鼻咽部是细菌、病毒侵犯呼吸系统的第一屏障，并发现运用艾草中天然抑菌、抗病毒的成分可于鼻咽部、气管及人体周围形成"药膜"，达到防病防疫效果。说明苍术、艾叶均有辟秽化浊的防疫功效，因此，运用中医香疗预防疫病时可在体质基础上酌情配伍。苍术、艾叶气性燥烈，燥地之人或有阴虚津伤之人尤需配伍酸甘化阴之品。

同时，应将汤药与膳食相结合的方式，调畅人体机能。膳食包括药膳、香羹、香茶、香酒、香饼等形式，是一种可操作性比较强的调养方法，适用疫疬的各个阶段，尤其对于康复期患者尤为适宜。《素问·五常政大论》云："病有久新，方有大小，有毒无毒，固宜常制矣。大毒治病，十去其六；常毒治病，十去其七；小毒治病，十去其八；无毒治病，十去其九。谷肉果菜，食养尽之，无使过之，伤其正也。"即阐明疾病始作需要用药物治疗，待邪却病退则需用谷肉果菜之品以调养，使邪去正复而病痊愈。不可用药过度，以免伤其正气的治疗法则。对于疫疬感染者或康复期患者，可根据患者湿、热、瘀、毒、虚的不同证候特征，合理选用药食同源类芳香化湿药、芳香清热药、芳香活血药、芳香解毒药、芳香补益药等和饮食一起搭配，如山药、白术、蜀椒、草果、银花、薄荷、槐花、芦根、橄榄、当归、三七、山楂、玫瑰花、鱼腥草、马齿苋、莲子、龙眼、黄精、麦冬、萱草、石斛、灵芝、蜂蜜、百合等。药食同源的香药大都性质平和,可扶正祛邪,促进机体的康复。

中医香药防疫在我国具有悠久的历史,其功效得到历代医家的肯定,为我国的卫生防疫事业做出了重要的贡献。对于传染病而言,始终是治不如防。香药防疫不仅在疫病的预防上有着突出的优势,且在感染期的治疗及瘥后防复亦有显著的功效。因此,中医香疗将传统自然科学与人文艺术融合为一体,使得香药在外能够发挥祛邪辟秽、调心安神等作用,在内能够调和脏腑、恢复正气等作用,可以在疫疠防控中发挥积极的作用。

第 二 章

疫疬防治的芳香疗法

中医芳香疗法指的是将芳香中药制成烟熏、香囊、水浸等合适的剂型，药物通过鼻腔、口腔或皮肤渗透入体内，以发挥药效的治疗方法。芳香类药物具有辟除秽浊，扶助正气的作用，因而能够提高人体抗御邪气的能力，从而起到预防瘟疫的效果，故历来备受古今医家与人们的推崇。这种运用芳香药物通过多种途径进行防治疫疬的治法，称之为香疗方法。古往今来，传染病时有暴发，而借鉴以往中医理论与经验，通过不同途径广泛运用芳香药物，取得了很好的疗效。根据运用芳香药物防治疫毒疾患的途径不同，主要分为香汤疗法、香熏疗法、香蒸疗法、香灸疗法、佩香疗法、涂香疗法与服香疗法等。

第一节 香汤疗法

香汤疗法，是指将一种或多种芳香类药物放入水中，或直接浸泡，或进行加热或煮沸，然后将药物的煎汤或浸液按照一定的浓度加入浴水之中，浸浴、熏洗全身或身体某一个部位，从而达到防治疫疠的沐浴方法。此种香汤疗法，属于古之香汤沐浴习俗与中药药浴疗法相结合的范畴。常用的芳香药物主要有苍术、川芎、白芷、藁本、佩兰、桃枝、茅香等。

中医疫疠的香汤疗法，不仅使得药物的芳香之性充分弥漫散发，以奏芳香辟秽、驱逐疫邪的作用，而且通过机体吸收香汤之性用以扶正祛邪。通过香汤药浴这种途径，药物的有效成分更易发散出来，药物的香味淡而不薄，散而不走，通过口鼻吸入人体内，或被皮肤的毛孔吸收进入体内，或通过体表穴位，使药物的有效成分沿经络分散周身进入体内。同时避免了中药内服口感不好刺激肠胃等缺点，更易于被人们接受。香汤疗法除了能够发挥药物的防治作用外，还结合了水浴的功效，特别是通过水浴的温热作用和压力作用，药浴中的药物成分能够更多地被吸收。

香汤沐浴习俗，在中国已有几千年的历史。《三皇经》有载，每逢祭祀之事，必先斋戒沐浴，以求身心清净，可飨神灵。大凡斋戒之人，皆可盥漱五香之汤，可见香汤自此始也。以兰香、荆香、零陵香、青木香及白檀香入五香之味，以水二斛五斗煮此五物，以其汤为沐浴之水。香汤之浴，民间溯源于夏朝。民俗中有传，每逢阴历五月，时人便攀山采兰，以为沐浴之用。江淮一带，每逢端午，便有艾叶、菖蒲入锅即煮，便成香汤，以之浴身，可消暑祛瘴、辟秽驱邪和除病去瘟，并可使身体芳香，以示礼仪。

最初的香汤就是用佩兰煎出药液加入水中配制的沐浴用水。佩兰气味芬芳馥郁，有解暑祛湿、醒神爽脑的功效。屈原在《九歌·云中君》里记述："浴兰汤兮沐芳。"其弟子宋玉在《神女赋》中亦说："沐兰泽，含若芳。"不过当时的中医药浴，是王公贵族自身驱邪、保健、养生、招待达官贵人的一种礼仪。用作药浴的中药多为芳香的麝香、零陵香、檀香、丁香、泽兰、藿香、紫苏、菖蒲，以及名贵花类如桂花、珠兰、玉兰、山栀花、白兰花、玫瑰花、月季花等。因此，人们又称之为"香汤浴"。秦汉以后，香汤浴便发展成为防病、保健、养生、疗疾的中医药浴疗法。自此以后，无论古代典籍小说，抑或是民间生活，都能一窥药浴的身影。

中医注重药浴的传统，将药物作为沐浴汤，通过药浴来辟疫。《素问·阴阳应象大论》记载："其有邪者，渍形以为汗"。"渍形"者，热汤沐浴之法也，可令邪气从汗而出。《素问·刺法论》指出以防邪干的方法——"于雨水日后，三浴以药泄汗"。

《黄帝内经》阐述采取沐浴的方法防治疫疬的理念，后世著作则指出多种具体的药物运用方法。对于孙思邈《备急千金要方》中载有"凡时行疫疬，常以月望日，细锉东引桃枝，煮汤浴之""治时行头痛壮热一二日水解散方。"这说明当瘟疫横行时，煮药汤沐浴，可防疫。《开宝本草》指出茅香"苗叶可煮作浴汤，辟邪气，令人身香"。《本草纲目》记载："白茅香、茅香、兰草，并煎汤浴，辟疫气。"《普济方》治时气瘴疫浴汤方："桃枝叶（十两）、白芷（三两）、柏叶（五两）。上为散，每服三两。煎汤浴之，极良。"《松峰说疫》记载："于谷雨以后，用川芎、苍术、白芷、藁本、零陵香各等分，煎水沐浴三次，以泄其汗，汗出臭者无病"；"元日，饮苍术汤并用汤沐浴及焚烧，可避终岁疫"；针对治疗杂疫，指出："用青布蘸烧酒遍身擦，黄蒿水熏洗亦可汗。"

古人认为本草桃之枝、叶、根、核、桃枭皆辟鬼祟产忤，桃树在疫疬预防中多有运用，其中桃枝煎汤洗浴一直为历代所沿用。如唐孙思邈《备急千金要方》治疫病"凡时行疫疠，常以月望日细锉东引桃枝之，煮汤浴之"。《验方新编》说："东向桃枝煎汤，日浴二次，自然不染。"清丁尧臣亦曰："常将向东桃枝熬汤洗浴不染瘟疫。"桃枝煎汤沐浴甚至被刘奎《松峰说疫》作为"通治疫疠方"，认为"未病、已病皆治"。

目前香汤疗法的具体方法是：将药物粉碎后用纱布包好（或直接把药物放在锅内加水煎取亦可），加清水 10～15 倍左右，浸泡 20 分钟，然后再煮 30 分钟，将药液倒进盆内，待温度适度时即可洗浴。其方法有先熏后浴之熏洗法，亦有边擦边浴之擦浴法。或将药液煎好，放入 36℃～40℃ 的浴水中，在浴水中浸泡 20～30 分钟，亦可边擦边浴，浴后冲洗干净。

香汤疗法防治疫病虽然简便易用，但其用药与内服药一样，亦需遵循处方原则，辨病辨证选药，即根据各自的体质、时间、地点、病情等因素，选用不同方药，各司其职。一般而言，香汤疗法除其外在散发芳香气味祛邪除秽以避疫毒病邪外，尚有直接接触机体，其防治疫毒之理，正如清吴师机在《理瀹骈文》中说："外治之理，即内治之理；外治之药，亦即内治之药，所异者法耳。医理药性无二而法则神奇变幻，上可以发泄造化五行之奥蕴，下亦扶危救急，层见叠出而不穷。"浴汤作用机理概言之，系药物作用于全身肌表、局部、患处，并经吸收，循行经络血脉，内达脏腑，由表及里，因而产生效应。

第二节　香熏疗法

中医疫病的香熏疗法是指利用熏燃香料所产生的芳香气体，以洁净空气环境，从而达到驱除疫毒秽浊邪气功效的治疗方法。常用方剂还有避疫丹、避瘟丹、雌黄丸、李子建杀鬼丸、七物虎头丸等。其中药物大多是以苍术、白芷、雄黄、大黄、麝香、艾叶、柴胡、芸香、降香、木香、丁香等香燥之品为主，这些药物具有芬芳气味，借助芳香辟秽作用，祛除邪气。

香熏疗法可将中药有效成分快速、均匀地弥散到房间的每一个角落，发挥控制邪气的作用，并能净化空气。同时，香熏疗法的芳香之气通过口鼻吸入，能舒经通络、行气养血、开窍悦神，并使五脏六腑的"邪气""毒气"通过汗液排出体外。结合西医学的认识，芳香药物不仅可以熏染空气环境，达到一定的消毒作用，而且可通过刺激神经和经络，达到增强免疫力的效果。

药物烧熏起效快，作用范围广，在历代疫疠的预防中运用广泛，是瘟疫预防的重要手段之一。如艾叶燃烟很早就被用于环境卫生防疫措施。《庄子》中就有"越人熏之以艾"的记载；葛洪的《肘后备急方》载："断瘟病令不相染……密以艾灸病患床四角，各一壮，不得令知之，佳也。"后世历代医家继承了这一观点，《太平圣惠方》《普济方》等都记有利用灸烟熏病人床四周防治时疫的方法。

历代烧熏法的辟疫疠方中，多烧熏雄黄，认为能避秽驱邪，《肘后备急方》首载用以雄黄、雌黄等为主药研末，制成太乙流金方、虎头杀鬼方的辟瘟方等，或携带于身上、或悬挂于屋中，若逢大疫之年，要在中庭烧之，患瘟疫者亦烧熏之。此方皆被《备急千金要方》《外台秘要》转载。

在香熏防疫法中，降香、苍术亦是常用的芳香药物。如明代张介宾在《景岳全书》卷十三《瘟疫》论述避疫法时，附有一方"治天行时气、宅舍怪异，用降真香烧焚，大解邪秽，小儿带之，能解诸邪，最验"。《本草纲目》等书中多处记载，称凡疫气流传，可于房内用苍术、艾叶、白芷、丁香、硫黄等药焚烧以进行空气消毒辟秽，如"今病疫及岁旦，人家往往烧苍术以辟邪气"，指出苍术烧熏辟疫医邪经验源远流长，谓："张仲景辟一切恶气，用赤术同猪蹄甲烧烟，陶隐居亦言术能除恶气。"

至清朝，对于燃烧芳香方药的认识更加丰富。《鼠疫约编》记载："千金太乙流金散，辟瘟气方，若逢大疫之年，或用三角绛袋，盛挂心前，或悬户上，或焚中庭，或烧熏瘟病之人，无不灵验。"《太医院秘藏膏丹丸散方剂》指出以乳香、苍术、细辛、生甘草、川芎、降香、檀香等芳香药物组成的避瘟丹，"此药烧之能令瘟疫不染，空房内烧之可避秽气。"《良朋汇集经验神方》记载："广凡遇天年大行瘟疫，四时不正，一切疠气者，多以苍术烧之，能辟瘟邪，至奇。"《松峰说疫》总结为：焚苍术，可避瘟疫；天行时气，烧降真香有验；兜木香烧之，去恶气，除病瘟；烧青木香、薰陆、安息胶香，可避瘟疫；烧香避瘟，烧丁香避瘟；避瘟丹（乳香、苍术、细辛、生甘草、川芎、降香、檀香），"烧之避瘟邪气"，其用法为"每用一丸焚之，良久又焚一丸，略有香气即妙"。《温疫萃言》亦指出："降真香，治天行时疫、温痴瘴气灾疾，并一切妖人怪异，宅舍中焚烧，尽皆屏迹。"清王孟英《随息居霍乱论》中也载有"天时潮蒸，室中宜焚大黄、茵陈之类，亦可以解秽气，或以艾搓为绳，点之亦佳"。

通过香熏疗法祛毒除疫，方法简单而易于施行，疗效甚佳而广为流传，非常适宜于防治传染性比较强的瘟疫疾患，使得这种医疗方法逐渐与民间风俗结合，以成时令民俗卫生保健活动。如民间每逢端午节，常将艾叶、苍术、菖蒲于室内点燃，令其烟雾弥漫而起到避邪的作用。

但是在运用时，亦需要注意中医辨证论治，香熏疗法适用于湿浊秽毒病邪，尤其是患者素体内湿较盛时，亦可以作为平时的预防措施。但是对于燥热疫毒疾患，可用于局部环境的洁净消毒，而不适于吸入过多的辛烈香燥之气，尤其不适于阴血体亏体质者。另外，孕妇禁止使用如麝香、冰片等走窜性较强材料制作的香熏用品；有花粉、某些芳香气味过敏史者慎用香熏法，发生过敏者应立即停止使用香熏法；在通气较差的空间，熏烧不宜过于浓烈，或者熏烧之后注意通风畅气。

第三节　香蒸疗法

香蒸疗法主要是指将芳香药物放入水浸加热；或将从芳香药物中提取的精油滴入接近沸腾的热水中，直接吸入挥发出来的蒸气，或将精油注入干花内，待香气自然挥发。也可在浴缸、脸盆水中注入几滴植物精油洗澡、洗发或泡脚。严格来说，仍属于香熏疗法，故常与香熏疗法并称，称为芳香熏蒸疗法。

中药挥发油，又称"精油"或"芳香油"，是从天然植物的花、叶、根、枝、果以及树脂中，经过浸泡、蒸馏或用油脂吸附等物理方法分离提取的具有一定香气、透明的、油状的、挥发特性的油状液体的总称。中药挥发油广泛存在于中药材中，所含成分多样化，主要由萜类、芳香族、脂肪族以及含氮、硫等化合物组成。其中挥发油含量较高的植物主要有菊科（艾叶、佩兰等），芸香科（枳壳、青皮等），伞形科（小茴香、防风等），唇形科（薄荷、藿香等）等。

中药挥发油是发挥中药药效的关键活性物质，依据中药"四气五味、性味归经、升降沉浮"等传统药性理论，中药挥发油具有"走、行、窜"特性，从中药中提取的挥发油气味芳香，具有祛温散寒解表、行气活血止痛、宣肺止咳平喘、芳香化湿醒脾、开窍醒神怡情等功效。归结而言，总司"辛""散"之功。植物精油散发的香气来自它的挥发性。不同植物精油有着各不相同的香气，而且其香气显示植物原有的特征。

根据中医理论，利用挥发油的阴阳偏性，"以偏纠偏"，来纠正机体的阴阳失调状态，使机体恢复阴平阳秘的平衡状态，达到治疗疾病的目的。经络系统是气血运行的主要通道，而挥发油大多具有芳香走窜、疏理气机的作用，可以辅助经络系统运行气血、营养全身、抵御外邪等。挥发油中的芳香分子通过皮肤吸收进入经络系统后，依赖经络的传注输送，以多种循行方式和路径，通达于各个脏腑器官，传递给机体积极愉悦的能量信息，调和心智，从而借助自然之能量平衡身、心、灵、气，以获得健康。

现代研究证实植物精油能够刺激人体的神经功能，促进神经细胞的活跃，加速人体的机能代谢，加速血液循环，使人体的有效氧含量及细胞代谢所需的营养增加，从而增强体质，提高免疫力，并且可以直接消灭空气中的病毒、细菌，预防传染病发生和蔓延的作用。另外，香味通过呼吸道黏膜吸收后，能促进人体免疫蛋白产生，提高人体的抵抗力。同时，香味刺激人体的嗅觉细胞，通过大脑皮质的兴奋与抑制活动，调节全身的新陈代谢，平衡自主神经功能，达到生理和心理的相对平衡，从而起到预防疾病的作用。

熏蒸精油具有类似芳香药物的功能，可奏祛邪辟毒、行气悦脾、扶正怡神等作用，从而可以通过运用精油熏蒸防治疫毒。但是由于此借助现代工艺制备，部分在实验中显示其抗菌抗毒效果较好，但尚缺乏大规模的临床验证，故而精油仍不能代替芳香药物，多是作为预防疫疠运用。故临证运用或学术研究，仍多是针对原芳香药物的熏蒸。如临证常用处方为：板蓝根 10g，石菖蒲 10g，贯众 10g，金银花 15g；使用方法为加水 1000mL，泡 10 分钟，小火慢煮 30 分钟，浓缩药液 150mL，使用时在室内进行，将熏蒸方药液、膏剂加入洗净的空气加湿器等容器中熏蒸挥发，每天 1~2 次。

第四节　香灸疗法

香灸疗法是中医学特色疗法，艾灸是香灸疗法的主体，主要是指用点燃艾叶制成的施灸材料（如艾绒、艾炷、艾条等），通过产生艾热刺激体表穴位或特定部位，通过激发经气的活动来调整人体紊乱的生理功能，从而达到防病治病目的的一种外治疗法。根据具体疫病种类以及病性的不同，可在艾绒或艾炷之中掺入细辛、羌活、白芷、冰片等芳香中药，以增强香灸疗法扶正祛邪的功效。

《孟子》云："七年之病，求三年之艾。"艾叶的药用由来已久。《本草纲目》云："艾叶，生则微苦太辛，熟则微辛太苦，生温熟热，纯阳也。可以取太阳真火，可以回垂绝元阳……灸之则透诸经而治百种病邪，起沉疴之人为康泰，其功亦大矣。"故《神灸经纶》云："取艾之辛香作炷，能通十二经，入三阴，理气血，以治百病，效如反掌。"艾灸，辛能行，温能通，共奏温通经脉，行气活血，培补元气，健脾益胃，培补后天，升举阳气，密固肌表之功。

至于香灸疗法防治疫毒等传染病的机理，通过刺激人体穴位，激发并增强人体本身所固有的防御能力和调节机制，从而间接地杀死病原体。而另一方面，香灸之香熏在一定程度上亦有辟秽杀毒祛邪之功。现代研究表明以艾灸为主体的香灸疗法，对免疫功能有双向调节作用，可以调节细胞免疫、体液免疫等作用，可增加特异性淋巴细胞，诱生和促诱生具有抗病毒功能的干扰素，激活免疫系统，并且其产生的近红外线有较强的穿透能力，可促使人体产生大量ATP，为机体免疫功能提供必需的能量。

在我国的传统医疗中，艾灸在防治疫疬中起着举足轻重的作用，被历代医家所青睐。古代用艾作为防疫措施有两种方法，一是把艾点燃用其烟进行空气消毒防疫；二是通过灸强壮穴位增强人体免疫力，以达到未病先防的目的，同时辨证施灸治疗已感疫疾。其中点燃艾叶属于香熏疗法，施灸治疗为本节的内容——香灸疗法。

灸法是采用温热刺激治疗疾病的一种方法，艾叶性温，燃之则有通经活络、温阳补气、扶正祛邪之作用，而灸疮溃破，犹如"开门驱贼"，可驱邪外出，故古人亦用灸法治疗"时疫热毒"，如《素问·骨空论》曰"灸寒热之法，先灸项大椎，"孙思邈在《千金要方》和《千金翼方》所记载的针灸防病方法中用艾灸多于用针刺，倡导无论是在家中还是出门远行，最好随身携带熟艾一升用以防病，"凡人吴蜀地游官，体上常须三两处灸之，勿令疮暂瘥，则瘴疬瘟疟毒气不能著人也，故吴蜀多行灸法。"另论灸法治疗时行疫病："初得一日二日，但灸心下三处……大人可五十壮，小儿可一七二七壮，随其年灸，以意量之。"《外台秘要》载灸治天行衄血"灸两臂中脉取止""天行病，若大困，患人舌燥如锯，极渴不能服药者……巨阙……灸三十壮"。

至宋代，灸法得到官方高度重视，出现不少有关灸法的著作，如《备急灸法》《扁鹊心书》《灸膏肓俞穴法》《太平圣惠方》等，如窦材《扁鹊心书》中说："世有百余种大病，不用灸艾丹药，如何救得性命，劫得病回？如伤寒……"。逾至明清，防疫之法多继承自晋唐，如《普济方》中论述了用灸法治疗时气、时气瘴疫和霍乱等。《串雅外编》提出干霍乱死灸法，称："心头微热者，以盐填脐内，纳艾灸，不计数，以醒为度。"《太乙离火感应神针》灸气海穴治疗"凝滞若痞，山岚瘴疬"。近代我国岭南地区鼠疫、霍乱为祸经年，当地医家常用灸法防治，疗效。

我国岭南在1867—1911年间流行鼠疫和对1820—1911年间流行乱的防治中，也大量运用了灸出法。如治疗鼠疫的方法利用隔蒜灸，《辨证求真》记载："身上手足有起形如痰核者，立将铜钱一个，放在患处，用蒜头擂烂，以艾灸之，散其毒气。"在防治霍乱的过程中，岭南医家亦认为当时流行性霍乱属阴寒之症，多用艾灸，《时疫辨》指出："阴寒霍乱之症……惟有先用艾灸一法。"

艾灸具有可及早治疗、见效迅速、适用广泛、安全无毒副作用、防治并重等特点，故作为艾灸养生项目在广大人民群众中广泛流传。而其防疫理论可行，技术成熟，简便效廉，普遍易操作和掌握，亦可作为防疫却邪、治疗瘟病的重要手段。如在非典流行时，部分中医师提出利用艾灸预防，也有医师利用艾灸自防和给他人预防都起到了很好的效果。

故鉴于香灸疗法集预防和治疗一体的特色，适宜推广和应用。可将艾灸法用于早期及恢复期患者的防治。预防温和香灸法，选用清艾条，取2~3个强壮穴（足三里、中脘、关元、气海等），每穴灸15分钟，每日1次，建议午后施灸。轻型、普通型患者，穴取双侧合谷、太冲、足三里、神阙，用清艾条温和灸15分钟；神阙可用温灸盒施灸，每日2次。恢复期患者，穴取双侧足三里、肺俞，大椎、中脘，用清艾条温和灸15分钟；其中肺俞温灸盒灸30分钟，每日1次。

香灸疗法虽然简便易用，但仍需注意其适宜禁忌，尤其是中医学知识匮乏的人群。首先是把握施灸证候禁忌，一般而言，香灸法能益阳伤阴，故阴虚阳亢的患者及邪热内炽的病人，禁施灸法，正如张仲景《伤寒论》所谓："微数之脉，慎不可灸"。其次，是关于特殊部位与人群的禁忌，颜面五官，有大血管的部位，孕妇的腹部、腰骶部及阴部，不宜施灸。再次，要掌握香灸剂量，每穴一般灸2~3壮，即具补益功效，不宜过多，艾炷灸的多少、大小当因人及所灸部位的不同而有所区别，一般体弱者，宜小宜少，体壮者，宜大宜多；就部位而言，头部宜小宜少，腰腹部可增大增多，四肢末端宜少。另外，需要防止施灸意外，实施香灸时需要严格操作，避免烧伤、烫伤及火灾等。

第五节 佩香疗法

佩香疗法是指佩挂芳香药物或将芳香药物放置于某一空间，利用挥发性中药制剂，可以持续释放药物气味而防御疫邪侵袭的方法，是中医独特的防疫措施之一。最常见的佩香方式是将芳香药物装入香囊之中，故又称为悬佩香囊。佩挂的部位一般是胸前、手臂及门、床帐前。常用方剂有太乙流金方、虎头杀鬼丸、辟毒丹、老君神明散、避疫香粉等，常用药物包括雄黄、丹砂、苍术、藁本、山柰、冰片、樟脑、甘松、丁香、石菖蒲、花椒、降香、檀香、马尾松枝、桑根、艾叶等。

香囊中芳香类药物能化湿以辟秽，其挥发油布散于空气中，既可以直接抑制病邪浊气的活力以阻断传播，也可以经口鼻吸入，皮肤、经络吸收，帮助机体祛除邪气，减少被感染的风险。采用佩香疗法防治疫疠病邪是香药使用的传统方法之一。中国古代很早就开始直接将香药放入香囊里，以丝线缝绣，佩戴在身上的习俗。《山海经》记载："（香囊）佩之可以已疠。"民间也有"带个香草包，不怕五虫害"之风俗。香囊内置苍术、艾叶、藿香、石菖蒲、薄荷等芳香之药，具有除邪辟秽、鼓舞正气、疏风化湿散邪的功效。

古代常用绛袋盛芳香诸药于身边或系带于手臂，悬挂于帐内、宅舍之中，可达辟疫疠毒邪的目的。如《肘后备急方》强调通过佩挂药物法可有辟瘟疫的良效，载有辟瘟疫的单行方术，"悬门户上，又人人带之"；"正月上弦日，捣女青末，三角绛囊袋，系帐中大吉"；并记载用太乙流金方、虎头杀鬼丸等辟温气方，方以雄黄、雌黄为主药研末，绛袋盛，佩带于身，并挂门户上。太乙流金方、虎头杀鬼丸在《千金要方》《外台秘要》等书中亦有转载。另外，唐孙思邈《千金要方》记载"正月旦，取东行桑根大如指，长七寸，以丹涂之，悬门户上，又令人戴之"。宋朱肱《类证活人书》中用成萤火丸"以鸡子黄并丹，雄鸡冠一具，和之如杏仁大，作三角绢囊盛五丸，带左臂仍更挂户上"。《太平圣惠方》载有鬼箭羽方"治时气瘴疫，辟除毒气""以皂囊盛一丸，系肘后"。

明清之际，医家记载佩戴其他芳香药物以辟疫。如《神仙济世良方》指出："冬至日，用大黄一块约一二钱，将线穿好，合家大小佩之，瘟疫即不染矣。"《松峰说疫》中载老君神明散以"苍术、桔梗、细辛、附子、乌头共为细末，带于身边，可免瘟疫"；"正月上寅日，取女菁草末三合，绛袋盛，挂帐中，能避瘟"；或用透顶清凉散（以白芷、细辛、当归、雄黄、牙皂药物组成），"凡遇时令不正，瘟疫流行，人各带之，或嗅鼻，可免侵染"；或"取尾松悬挂屋檐"。《温疫萃言》提出"醒头草佩带身边，名为避瘟方"。《急救广生集》记载："（辟一切瘴疾时气风寒时气）红川椒（去闭口者）以绛纱囊贮，椒约两许，悬佩近里衣处，一切邪气不敢侵犯。"《伤寒直指》记载有辟疫法为"乌头（四两，炮）、桔梗（二钱半）、白术（一钱），为末，绛囊盛佩之，同居闾里，皆不染疫"。

佩香疗法运用简便，不仅可以芳香化浊辟秽以防疫毒，且香气宜人沁人心脾，辅以美丽的香囊，并可作为观赏的艺术品，故历久弥新，广受当今人们的喜爱。如为预防 2019 年新型 COVID-19，制作有不同的防感香囊，如用苍术 10g，艾叶 10g，石菖蒲 10g，薄荷 10g，藿香 10g 等，捣碎或研末，1 剂为 1 包，装于致密布袋中制成中药香囊，可随身佩戴，或挂于车内，每 5 天更换一次。

第六节　涂香疗法

中医疫疠的涂香疗法是指用芳香药物涂抹在身体某一部位，以达到御邪驱毒防疫作用的治疗方法。涂敷多种气味俱厚或有芳香性气味的药物种类繁多，如雄黄、朱砂、川芎、白芷、细辛、藁本、苍术、薄荷、佩兰、鲜苏叶等药，一般是把香药捣成碎末之后，配成各种香方，常用方剂还有人马平安散、紫金锭、透顶清瘟散、藜芦散、诸葛行军散等，再制作成香粉、香油或香脂使用。

涂抹部位一般为额上、五心、鼻、人中及耳门等处，其中最为常用的部位是涂塞鼻窍，并多配合取嚏的方法。其中理论源自《素问·刺法论》所载"天牝从来，复得其往"。其主旨是要守住鼻窍这一关，把疫气阻挡在鼻外。吴师机《理瀹骈文》称："自虚入者（此外感也），叩从来于天牝"，"感邪从口鼻入，宜嚏"外邪入侵，途径有二："一从鼻口，一从皮毛。"肺主宣降，外合皮毛，在窍为鼻，故芳香涂鼻可宣畅肺卫，疏解肌腠，治外邪之所入，祛邪气令外出。药物都可以防止疫气通过鼻腔进入人体，而且为进一步防止疫气浓重而会吸入部分浊气，故通过嚏法就可以把闻到的秽浊疫气经鼻再排出体外，免受传染。

雄黄涂鼻法是古代最常用的预防方法之一。宋庞安时《伤寒总病论·天行温病论》："入温家令不相染，研雄黄并嚏法。水研光明雄黄，以笔浓蘸涂鼻窍中，则疫气不能入，与病人同床，亦不相染。"明李梴《医学入门》指出进入有传染病的人家"用麻油服之，或纸捻蘸麻油，并雄黄朱砂末，探入耳鼻内，最能辟秽毒之气"。《经验良方全集》记载："辟疫方，用雄黄末，菜油调，涂鼻中。"明瞿祐于《居家宜忌》中载："入疫病家，用雄黄涂鼻孔内，或香油涂鼻孔……则所至不染"。

除了调敷雄黄外，还可以加入其他药物，如苍术、川椒等。如《救生集》记载："入病家不染方，香油调雄黄、苍术末涂鼻孔中。"王孟英《随息居霍乱论》中用"川椒研末时涂鼻孔，则秽气不入矣"。而除用油调敷外，亦可用水调涂敷于鼻孔内，如《外治寿世方》记载："广雄黄研细末，水调多敷鼻孔中，即与病人同床亦不传染。"另外，尚可仅用油调敷鼻孔，《济阳纲目》中载"凡入瘟疫之家，以麻油涂鼻孔中，然后入病家，则不相传"；清代名医赵学敏指出："辟疫，凡入温疫之家，以麻油涂鼻孔中，然后入病家则不相传染。"在防治 COVID-19 中，中医学者就有推荐用连花清瘟胶囊一粒，把胶囊皮去掉，用香油少许调成膏状，再用棉棒蘸药膏涂擦于鼻腔，每日 3 ~ 5 次，连用 3 ~ 7 天。

另外还可以涂抹于穴位或其他部位。《肘后备急方》《千金要方》皆记载用雄黄散碾成细粉，水调涂五心、额上、鼻、人中及耳门等处，因雄黄、丹砂等含有汞、砷、砒等成分，有强烈的杀菌、抑菌作用，特别涂于面鼻等处，有防止呼吸道传染病的作用。《肘后备急方》谓："辟温气，雄黄散方……以涂五心额上、鼻、人中及耳门。"《温疫萃言》："外施雄黄五钱，朱砂、石菖蒲、鬼臼各二钱，为末，水调，涂手足心、额上、鼻孔、人中、耳门。"

甚至可以涂抹于全身。葛洪《肘后备急方》记载了"姚大夫辟瘟病粉身方，芎䓖、白芷、藁本，三物等分，下筛，纳粉中，以涂粉于身，大良。"《备急千金要方》中称此方为粉身散，"纳米粉中以粉身"。《外台秘要》中也提到将"辟温病粉身散"搽于全身皮肤上进行预防。《伤寒总病论》记载："辟温粉，芎、术、白芷、藁本、苓陵香（等分），为末，每一两半入英粉四两，和匀，常扑身上，无英粉，蚌粉亦可。"另外，人马平安散、紫金锭、透顶清瘟散、藜芦散、诸葛行军散、辟瘟方（雄黄散）、辟温粉都具有辟瘟解毒，醒神开窍的功效，其散末剂型，携带方便，便于涂抹，遇到突发疫情，使用便捷，可以有效避免瘟疫的感染或进一步发展。

除了上述涂鼻、粉扑外，亦有采用芳香药物或方剂进行塞鼻，以提升正气以卫外，堵截疫毒入侵途径，从而预防瘟疫邪毒的侵袭。《千金翼方》载有用"小金牙散""吊丧问病皆塞鼻良"，来进行塞鼻防疫。《温疫萃言》记载有："辟瘟丹，雄黄末一钱，麝香半分，用黑枣肉捣为丸，枣核大，朱砂为衣，绵包塞入鼻中，男左女右，入病家则不染疫气"。《温疫萃言》

记载张三丰用佩兰"治天时温疫疠气",认为"取叶塞鼻中,秽气不染"。《本草汇言》称:"芳香馥郁,开郁行气……芳香以除秽恶,行气通窍。"

涂香疗法简便易行,许多芳香鲜药便于采摘或香油、花椒等为家庭常备,操作简单。但其中一些具有毒性的中药,如雄黄、朱砂,制备或运用时需加注意用药安全。另外,用药前宜先将鼻腔内容物排除,清洁鼻腔,使药物易于进入,更好地发挥治疗作用。在塞鼻时如果药物的刺激性太大,可用纱布或棉球包之塞鼻,也可缩短塞鼻时间。塞鼻剂的大小需要适宜,尤其不可过小,以防吸气时进入气管,造成窒息,尤其是给小儿塞鼻时更应注意这一点。而对于孕妇、脑出血及高血压患者,不宜配合使用取嚏疗法,以免增加颅内压力和腹腔内压力等。

第七节　服香疗法

芳香药物以其独特的辟秽化浊、逐邪解毒功效,被广泛用于防治疫疠。其中香汤、香熏、香灸、涂香、佩香等疗法,皆属于外治法,而在临证实践与人们生产生活中,亦常服用芳香方药,即为服香疗法。正如《松峰说疫》认为"治法于未病前,预饮芳香正气药则邪不能入";《感症宝笺》指出瘟疫大病"用芳香逐秽,解毒开化之法",预防瘟疫、治疗疫毒疾患,均宜用芳香方药。

采用芳香方药治疗疫疠病症,是防治疫疠的重要举措。《素问·刺法论》记载服用"小金丹方"预防疫病,指出:"小金丹方,辰砂二两,水磨雄黄一两,叶子雌黄一两,紫金半两……服十粒,无疫干也。"《肘后备急方》中记载治疗伤寒时气温病方之一为："大黄三两，甘草二两，麻黄二两，杏仁三十枚，芒硝五合，黄芩一两，巴豆二十粒熬，捣，蜜丸和如大豆，服三丸，当利。毒利不止，米饮止之。家人视病者，亦可先服取利，则不相染易也。"此外，还记载了其他辟瘟疫的药方，如辟瘟疫药干散、老君神明散、赤散方、度瘴散、辟天行疫疠、常用辟温病散方、赵泉黄膏方和单行方术等。

孙思邈主张以"金牙散"防治南方瘴疠等疫病，其在《备急千金要方》中载有雄黄丸、赤散、太乙流金散、雄黄散等多个防疫的药方服用。《喻选古方试验》记载："《千金方》五月五日，多采苍耳嫩叶阴干收之，临时为末，冷水服二钱，或水煎举家皆服，能辟邪恶。"《太平惠民和剂局方》记载用神仙百解散，"常服辟瘟疫"。

张景岳介绍福建香茶饼："能辟一切瘴气时疫，伤寒秽气，不时噙口中，邪气不入。沉香、白檀（各一两），儿茶（二两），粉草（五钱），麝香（五分），冰片（三分）。上为极细末，糯米调饮汤为丸，黍米大，噙化"。《松峰说疫》亦推崇福建香茶饼，认为"能避一切瘴气瘟疫，伤寒秽气，不时噙化"。明代方书《仁术便览》解诸毒记载八仙茶可以"辟秽恶邪气，及瘴雾毒气"。民国张锡纯亦推崇服香疗法防疫避瘟，《医学衷中参西录》记载用卫生防疫宝丹，药用以细辛、白芷、薄荷冰、冰片等芳香药物为主，"若平素含化以防疫疠"。在服法上，古人强调疫疠流行期间要"朝朝服""月月朔望服""举家（各）服"。这不仅强调了服药的时间——流行时，人们应每日或每月服药以避疫，而且强调了服药人数的广泛性。

另外，桃树虫、松叶、柏枝、枇杷叶等药物，在晋唐和明清均记载用于辟疫。如唐孙思邈《备急千金要方》治温令不相染方，以"松叶，末之，酒服方寸匕，日三服"，唐王焘用此方法来"辟五年温"。明王鏊在《古单方》中辑此方，言其可"治天行瘟疫"。《潜斋简效方》记载："以枇杷叶拭去毛，净锅炒香，锡瓶收贮，泡汤常饮，取其芳香不燥，不为秽浊所侵，能免夏秋一切时病。"刘奎《松峰说疫》记载了不少用于时疫预防的单味药物，如车前子、苍耳嫩叶、皂角、黄花蒿等药物也被制成散剂用于瘟疫的预防，如指出"初伏，采黄花蒿阴干，冬至日研末收存，至元旦蜜调服"。另外，尚有采用苍耳叶、蔓荆汁等以辟疫。如清丁尧臣亦曰："五月五日午时，多采苍耳嫩叶阴干收之服二钱，或水煎服亦可。"《验方新编》记载："立春后庚子日，煮蔓荆汁（即诸葛菜）不拘多少，举家大小人温服，可免时疫。"

在抗疫辟瘟的过程中，古代医家也十分注意利用芳香药酒，亦即芳香酊剂。酊剂系由药物用酒浸出或溶解而制成。用于防疫的酊剂主要有豉术酒、姜酒、椒酒、椒柏酒、松毛酒等。晋唐和明清瘟疫预防复方酊剂多用屠苏酒，而晋唐医家多用屠苏酒原方，明清医家在继承的基础上，对组方药物做了一定的调整，饮用方法也较前简明，同时还自创逐瘟方，药物平和，适宜长期饮用。如《备急千金要方》记载饮屠苏酒能"辟疫气令人不染温病及伤寒"，用大黄、白术、桂心、桔梗、蜀椒、乌头等药制成，用袋盛，十二月晦日中悬沉井中令至泥，正月朔日平晓取出，置酒中煎数沸。并提出"饮先从小起……一人饮一家无疫，一家饮一里无疫，饮药酒得三朝，还滓置井中……当家内外有井，皆悉着药辟温气也"。《小品方》记载的正朝屠苏酒法预防瘟疫、《备急千金要方》书中的屠苏酒、《外台秘要》所转引的《肘后》屠苏酒、《寿世保元》记载的屠苏酒、《松峰说疫》屠苏酒等都是一样的。宋代庞安时的《伤寒总病论》中记载，"若能岁岁饮，可代代无病，当家内外井皆悉着药，辟温气也"，指出屠苏酒可以喝，也可以倒在水井中。可见，屠苏酒对于预防疫疠具有很好的作用。

除了常用的屠苏酒，尚用酒服其他芳香方药者。如《伤寒总病论》记载酒服千敷散（附子、细辛、干姜、麻子、柏实），可"辟温疫恶疾，不相染着"。《本草纲目》指出除服用屠苏酒外，亦可用椒柏酒，"元旦饮之，辟瘟疠"；还载有用"豉和白术浸酒常饮，除瘟疫病。"《卫生易简方》记载："治天行瘟病，用松叶切如米，酒服方寸匕，日三，辟五年瘟。"

除元旦服用屠苏酒外，古人在一些易于发生瘟疫季节的节日中，将防疫辟毒的措施融于民俗活动之中。如端午节日正值仲夏时节，暑热即至，毒虫滋生，为各种疫病易犯之时，故为抗拒毒气的侵袭，古人于五月五日这天举行各种活动用以祛除恶气，达到消灾免祸的目的，其中常服用菖蒲酒"以禳毒气"。而九月九日重阳节为气候由热转凉的时间，多有时令疫毒病邪流行，古人此时常饮茱萸酒、菊花酒，以驱避邪气。这些都是从前人的医学实践中总结出来的辟疫方法，因为在民间广泛流传，所以逐渐演变为民间习俗，这些民间习俗为控制疫病的发生和流行起到了一定的积极作用。

综上所述，在运用服香疗法预防疫毒方面，古人积累了丰富经验和方法，如避瘟丹、普济解疫丹、屠苏酒、鬼箭羽方、藿香正气散、苏合香丸等，均是防治疫病的名方，至于单方草药更是不胜枚举。而至于临证治疗疫毒疾患，则需在中医辨证论治与整体观念等理论指导下，依于瘟疫的发病机制，采用六经辨证体系、卫气营血辨证体系或三焦辨证体系，随证治之。其中所用方药也多以芳香药物为主。具体所用方药在"中医疫疬的常用香药""中医疫疬的常用香方"章节中介绍。

第 三 章

疫疬防治的常用香药

第一节 芳香解表药

细 辛

本品为马兜铃科植物北细辛、汉城细辛，或华细辛的干燥根和根茎。前两种习称"辽细辛"，主产于辽宁、吉林、黑龙江；后一种习称"华细辛"，主产于陕西。夏季果熟期或初秋采挖，除净地上部分和泥沙，阴干。切段。本品气辛香，味辛辣、麻舌。均以根灰黄，干燥，味辛辣而麻舌者为佳。生用。

【药性】辛，温。归心、肺、肾经。

【功效】解表散寒，祛风止痛，通窍，温肺化饮。

【用法用量】煎服，1～3g；散剂每次服 0.5～1g。外用适量。

【使用注意】本品辛香温散，故气虚多汗、阴虚阳亢头痛、阴虚燥咳或肺热咳嗽者忌用。不宜与藜芦同用。用量不宜过大，素有"细辛用量不过钱"之说，《本草别说》谓"细辛若单用末，不可过半钱匕，多则气闷塞，不通者死"。

冰 片

冰片又分为梅片和艾片。龙脑香科植物龙脑香树脂的加工品，或龙脑香树的树干、树枝切碎，经蒸馏冷却而得的结晶，称"龙脑冰片"，亦称"梅片"。由菊科植物艾纳香的新鲜叶经提取加工制成的结晶，称"艾片"（左旋龙脑）。现多用松节油、樟脑等，经化学方法合成，称"合成龙脑"。由樟科植物樟的新鲜枝、叶经提取加工制成，称天然冰片（右旋龙脑）。天然冰片在2020版药典中单列为一种药。龙脑香主产于东南亚地区，我国台湾地区有引种；艾纳香主产于广东、广西、云南等地；天然冰片主产于江西、湖南。本品气清香，味辛、凉。以片大、色洁白、气清香纯正者为佳。研粉用。

【药性】辛、苦，微寒。归心、脾、肺经。

【功效】开窍醒神、清热止痛。

【用法用量】0.15 ~ 0.3g，入丸散用。外用研粉点敷患处。

【使用注意】孕妇慎用。

白 芷

本品为伞形科植物白芷或杭白芷的干燥根。主产于浙江、四川、河南、河北。夏、秋间叶黄时采挖，除去须根和泥沙，晒干或低温干燥。切厚片。本品气芳香，味辛，微苦。以粉性足、棕色油点多、香气浓郁者为佳。生用。

【**药性**】辛，温。归胃、大肠、肺经。

【**功效**】解表散寒，祛风止痛，宣通鼻窍，燥湿止痛，消肿排脓。

【**用法用量**】煎服，3～10g。外用适量。

【**使用注意**】本品辛香温燥，阴虚血热者忌服。

葛　根

本品为豆科植物野葛的干燥根。习称"野葛"。野葛主产于河南、湖南、浙江、四川。野葛在秋、冬二季采挖，多趁鲜切成厚片或小块，干燥。野葛以质疏松、切面纤维性强者为佳。生用或煨用。

【**药性**】甘、辛，凉。归脾、胃、肺经。

【**功效**】解肌退热，生津止渴，透疹，升阳止泻，通经活络，解酒毒。

【**用法用量**】煎服，10～15g。解肌退热、生津止渴、透疹、通经活络、解酒毒宜生用，升阳止泻宜煨用。

荆　芥

本品为唇形科植物荆芥的干燥地上部分。主产于江苏、浙江、江西、河北、湖北。多为栽培。夏、秋两季花开到顶、穗绿时采割，除去杂质，晒干。切段。本品气芳香，味微涩而辛凉。以茎细、色紫、穗多、香气浓者为佳。生用。

【**药性**】辛，微温。归肺、肝经。

【**功效**】解表散风，透疹消疮。

【**用法用量**】煎服，5～10g，不宜久煎。

藁 本

本品为伞形科植物藁本或辽藁本的干燥根茎和根。藁本主产于四川、湖北、陕西。辽藁本主产于辽宁。秋季茎叶枯萎或次春出苗时采挖，除去泥沙，晒干或烘干。切厚片。本品气浓香，味辛、苦、微麻。以外表皮色棕褐、切面黄色、香气浓者为佳。生用。

【药性】辛，温。归膀胱经。

【功效】祛风，散寒，除湿，止痛。

【用法用量】煎服，3～10g。

【使用注意】本品辛温香燥，凡阴血亏虚、肝阳上亢、火热内盛之头痛者忌服。

柴 胡

本品为伞形科植物柴胡或狭叶柴胡的干燥根。按性状不同，分别习称"北柴胡"和"南柴胡"。北柴胡主产于河北、河南、辽宁；南柴胡主产于湖北、江苏、四川。春、秋二季采挖，除去茎叶及泥沙，干燥。切段。本品气微香，味微苦。以外表皮黑褐、切面黄白色者为佳。生用或醋炙用。

【药性】辛、苦，微寒。归肝、胆、肺经。

【功效】疏散退热，疏肝解郁，升举阳气。

【用法用量】煎服，3～10g。疏散退热宜生用；疏肝解郁宜醋炙，升举阳气可生用或酒炙。

【使用注意】柴胡其性升散，古人有"柴胡劫肝阴"之说，阴虚阳亢，肝风内动，阴虚火旺及气机上逆者忌用或慎用。大叶柴胡的干燥根茎，表面密生环节，有毒，不可当柴胡用。

紫苏叶

本品为唇形科植物紫苏的干燥叶（或带嫩枝）。主产于江苏、浙江、河北。夏季枝叶茂盛时采收，除去杂质，晒干。本品气清香，味微辛。以色紫、香气浓者为佳。生用。

【**药性**】辛，温。归肺、脾经。

【**功效**】解表散寒，行气和营。

【**用法用量**】煎服，5～10g，不宜久煎。

薄　荷

本品为唇形科植物薄荷的干燥地上部分。主产于江苏、浙江。夏、秋二季茎叶茂盛或花开至三轮时，选晴天，分次采割，晒干或阴干。切段。本品揉搓后有特殊清凉香气，味辛凉。以叶多、色绿、气味浓者为佳。生用。

【**药性**】辛，凉。归肺、肝经。

【**功效**】疏散风热，清利头目，利咽透疹，疏肝行气。

本品芳香辟秽，兼能化湿和中，还可用治夏令感受暑湿秽浊之气，脘腹胀痛，呕吐泄泻，常与香薷、厚朴、金银花等同用。

【**用法用量**】煎服，3～6g；宜后下。薄荷叶长于发汗解表，薄荷梗偏于理气和中。

【**使用注意**】本品芳香辛散，发汗耗气，故体虚多汗者不宜使用。

第二节 芳香清热药

羚羊角

本品为牛科动物赛加羚羊的角。主产于俄罗斯。全年均可捕捉，猎取后锯取其角，晒干。本品气微，味淡。以质嫩、光润者为佳。镑片用，或砸碎，粉碎成细粉用。

【药性】 咸，寒。归肝、心经。

【功效】 平肝息风，清肝明目，散血解毒。

此外，本品尚有清肺热之效，临证配伍也可用于肺热咳喘。

【用法用量】 煎服，1～3g，宜另煎2小时以上；磨汁或研粉服，每次0.3～0.6g。

【使用注意】 本品性寒，脾虚慢惊者忌用。

青 蒿

本品为菊科植物黄花蒿的干燥地上部分。全国大部分地区均产。秋季花盛开时采割，除去老茎，阴干。切段。本品气香特异，味微苦。以色绿、质嫩、叶多、香气浓郁者为佳。生用。

【药性】 苦、辛，寒。归肝、胆经。

【功效】 清虚热，除骨蒸，解暑热，截疟，退黄。

【用法用量】 6～12g，后下。

金银花

本品为忍冬科植物忍冬的干燥花蕾或带初开的花。主产于河南、山东。夏初花开放前采收，干燥。本品气清香，味淡、微苦。以花蕾多、色黄白、气清香者为佳。生用、炒用或制成露剂使用。

【**药性**】甘，寒。归肺、心、胃经。

【**功效**】清热解毒，疏散风热。

【**用法用量**】煎服，6～15g。疏散风热、清泄里热以生品为佳；炒炭宜用于热毒血痢；露剂多用于暑热烦渴。

【**使用注意**】脾胃虚寒及气虚疮疡脓清者忌用。

鱼腥草

本品为三白草科植物蕺菜的新鲜全草或干燥地上部分。主产于浙江、江苏、安徽、湖北。鲜品全年均可采割；干品夏季茎叶茂盛花穗多时采割，除去杂质，晒干。本品具鱼腥气，味涩。以叶多、色灰绿、有花穗、鱼腥气浓者为佳。生用。

【**药性**】辛，微寒。归肺经。

【**功效**】清热解毒，消痈排脓，利尿通淋。

【**用法用量**】煎服，15～25g，不宜久煎；鲜品用量加倍，水煎或捣汁服。外用适量，捣敷或煎汤熏洗患处。

【**使用注意**】虚寒证及阴性疮疡忌服。

鬼箭羽

本品为卫矛科植物卫矛的具翅状物的枝条或翅状附属物。主产于云南、广西、广东，全年可采，割取枝条后，除去嫩枝及叶，晒干。或收集其翅状物，晒干。

【药性】苦，凉。归肝、脾经。

【功效】清热解毒，凉血止血。

【用法用量】煎服，10～15g。外用：鲜品捣敷。

石长生

本品为铁线蕨科植物单盖铁线蕨的全草。分布于浙江、江西、台湾、四川等地。秋季采收，晒干或鲜用。

【药性】咸，微寒，有小毒。归肺、大肠、胃经。

【功效】清热化痰，解毒。

【用法用量】煎服，9～15g。外用：适量，捣敷。

第三节　芳香除湿药

樟　木

又名香樟木、芳樟。本品为樟科植物樟的木材。分布西南、华南及湖南、湖北、江西、台湾、福建、浙江、江苏等地。

【药性】辛，温。归肝、脾、肺经。

【功效】祛风湿，行气血，利关节。

【用法用量】煎服，9～15g。

藿　香

本品为唇形科植物藿香的干燥地上部分。主产于广东。枝叶茂盛时采割，日晒夜闷，反复至干。本品气香特异，味微苦。以叶多、香气浓者为佳。生用。

【药性】辛，微温。归脾、胃、肺经。

【功效】芳香化湿，和中止呕，发表解暑。

【用法用量】煎服，3～10g。

花 椒

本品为芸香科植物青椒或花椒的干燥成熟果皮。主产于辽宁、河北、四川，传统以四川产者为佳，又名川椒、蜀椒。秋季采收成熟果实，晒干，除去种子及杂质。本品气芳香，味麻且辣。青椒以色灰绿、无梗、无椒目者为佳；花椒以色紫红、无梗、无椒目者为佳。生用或炒用。

【药性】辛，温。归脾、胃、肾经。

【功效】温中止痛，杀虫止痒。

【用法用量】煎服，3～6g。外用适量，煎汤熏洗。

佩 兰

本品为菊科植物佩兰的干燥地上部分。主产于江苏、浙江、河北。夏、秋二季分两次采割，除去杂质，晒干。本品气芳香，味微苦。以叶多、色绿、质嫩、香气浓者为佳。切段，生用。

【药性】辛，平。归脾、胃、肺经。

【功效】芳香化湿，醒脾开胃，发表解暑。

【用法用量】煎服，3～10g。

苍 术

本品为菊科植物茅苍术或北苍术的干燥根茎。主产于江苏、河南、河北、山西、陕西，以产于江苏茅山一带者质量最好，故名茅苍术。春、秋二季采挖，除去泥沙，晒干，撞去须根。茅苍术气香特异，味微甘、辛、苦；北苍术香气较淡，味辛、苦。以切面朱砂点多、香气浓者为佳。生用或麸炒用。

【药性】 辛、苦，温。归脾、胃、肝经。

【功效】 燥湿，健脾，祛风散寒，明目。

【用法用量】 煎服，3 ~ 9g。

草 果

本品为姜科植物草果的干燥成熟果实。主产于云南、广西、贵州。秋季果实成熟时采收，除去杂质，晒干或低温干燥。本品有特异香气，味辛，微苦。以个大、饱满、色红棕、气味浓者为佳。清炒去壳取仁用，或姜汁炙用，用时捣碎。

【药性】 辛，温。归脾、胃经。

【功效】 燥湿温中，截疟除痰。

【用法用量】 煎服，3 ~ 6g。

【使用注意】 阴虚血燥者慎用。

虎 杖

又名苦杖、斑杖、酸桶笋、斑根、酸汤杆、紫金龙、活血龙、阴阳莲、大叶蛇总管、九龙根。本品为蓼科植物虎杖的干燥根茎和根。主产于华东、华中、西南及陕西等地。气微，味微苦，涩。

【药性】 微苦、微寒。归肝、胆、肺经。

【功效】 利湿退黄，清热解毒，散瘀止痛，止咳化痰。

【用法用量】 煎服，9 ~ 15g。

芜　荑

本品为榆科植物大果榆果实的加工品。主产于河北、山西。夏季果实成熟时采集，晒干，搓去膜翅，取出种子浸于水中，待发酵后，加入榆树皮面、红土、菊花末，用温开水调成糊状，摊于平板上，切成小方块，晒干入药。本品气特臭，味微酸涩。以块完整、具特异臭气者为佳。

【药性】 辛、苦，温。归脾、胃经。

【功效】 杀虫消积，除湿止痢。

此外，本品研末，用醋或蜜调涂患处，用治疥癣瘙痒、皮肤恶疮。

【用法用量】 煎服，3～10g；入丸散，每次2～3g。外用适量，研末调敷。

【使用注意】 脾胃虚弱者慎用。

第四节　芳香理气药

沉　香

本品为瑞香科植物白木香含有树脂的木材。主产于广东、广西。全年均可采收，割取含树脂的木材，除去不含树脂的部分，阴干。打碎或锉末。本品气芳香，味苦。以含树脂多、香气浓、味苦者为佳。生用。

【药性】 辛、苦，微温。归脾、胃、肾经。

【功效】 行气止痛，温中止呕，纳气平喘。

【用法用量】 煎服，1～5g，后下。

【使用注意】本品辛温助热，阴虚火旺者慎用。

附：伽南香

为沉香中油性足，体质重而性糯者，经精选加工后。辛、甘、温。理气、止痛、通窍。治疗胸闷不舒，气滞疼痛，风痰闭塞。功胜沉香。0.9~1.5g，内服，锉末或磨汁。

甘　松

本品为败酱科植物甘松的干燥根及根茎。主产于四川。春、秋二季采挖，除去泥沙和杂质，晒干或阴干。本品气特异，味苦而辛，有清凉感。以主根肥壮、芳香气浓者为佳。切段，生用。

【药性】辛、甘，温。归脾、胃经。

【功效】理气止痛，开郁醒脾；外用祛湿消肿。

【用法用量】煎服，3~6g。外用适量，泡汤漱口或煎汤洗脚或研末敷患处。

木　香

本品为菊科植物木香的干燥根。原产于印度、缅甸、巴基斯坦，从广州进口，称为广木香。国内云南引种者，名"云木香"。秋、冬二季采挖，除去泥沙及须根，切段，大的再纵剖成瓣，干燥后撞去粗皮。本品气香特异，味微苦。以香气浓郁、油性足者为佳。切厚片，生用或煨用。

【药性】辛、苦，温。归脾、胃、大肠、三焦、胆经。

【功效】行气止痛，健脾消食。

【用法用量】煎服，3~6g。生用行气力强；煨用实肠止泻，用于泄泻腹痛。

【使用注意】本品辛温香燥，凡阴虚火旺者慎用。

枳 实

本品为芸香科植物酸橙及其栽培变种或甜橙的干燥幼果。主产于四川、江西、湖南、湖北、江苏。5~6 月间收集自落的果实，除去杂质，自中部横切为两半，较小者直接晒干或低温干燥。切薄片。本品气清香，味苦、微酸。以外皮色黑绿、香气浓者为佳。生用或麸炒用。

【药性】苦、辛、酸，微寒。归脾、胃经。

【功效】破气消积，化痰散痞。

【用法用量】煎服，3~10g。炒后性较平和。

【使用注意】孕妇慎用。

香 附

本品为莎草科植物莎草的干燥根茎。主产于山东、浙江、福建、湖南。秋季采挖，燎去毛须，置沸水中略煮或蒸透后晒干，或燎后直接晒干。本品气香，味微苦。以色棕褐、香气浓者为佳。生用，或醋炙用。用时碾碎。

【药性】辛、微苦、微甘，平。归肝、脾、三焦经。

【功效】疏肝解郁，理气宽中，调经止痛。

【用法用量】煎服，6~10g。醋炙增强疏肝止痛作用。

檀 香

本品为檀香科植物檀香树干的干燥心材。国外主产于印度、澳大利亚、印度尼西亚，我国海南、广东、云南等地亦产。以夏季采收为佳。除去边材，锯片或劈碎后入药。本品气清香，燃烧时香气更浓；味淡，嚼之有辛辣感。以色黄、质坚、显油性、香气浓厚者为佳。生用。

【药性】辛，温。归脾、胃、心、肺经。

【功效】行气温中，开胃止痛。

【用法用量】煎服，2～5g，宜后下。

砂　仁

本品为姜科植物阳春砂、绿壳砂，或海南砂的干燥成熟果实。主产于广东、广西、云南、海南。于夏、秋二季果实成熟时采收，晒干或低温干燥。阳春砂、绿壳砂气芳香而浓烈，味辛凉、微苦；海南砂气味稍淡。以色棕褐、仁饱满、气味浓者为佳。生用，用时打碎。

【药性】辛，温。归脾、胃、肾经。

【功效】化湿开胃，温脾止泻，理气安胎。

【用法用量】煎服，3～6g，后下。

【使用注意】阴虚血燥者慎用。

山　楂

本品为蔷薇科植物山里红或山楂的干燥成熟果实。主产于山东、河南、河北、辽宁。秋季果实成熟时采收。切片，干燥。本品气微清香，味酸、微甜。以片大、皮红、肉厚、核少者为佳。生用或炒黄、炒焦用。

【药性】酸、甘，微温。归脾、胃、肝经。

【功效】消食健胃，行气散瘀，化浊降脂。

【用法用量】煎服，9～12g。生山楂、炒山楂偏于消食散瘀；焦山楂消食化滞作用增强，用于肉食积滞，泻痢不爽。

【使用注意】脾胃虚弱而无积滞、胃酸分泌过多者慎用。

第五节 芳香温里药

桂 枝

本品为樟科植物肉桂的干燥嫩枝。主产于广东、广西。春、夏二季采收，除去叶，晒干或切片晒干。本品有特异香气，味甜、微辛，皮部味较浓。以质嫩、色红棕、香气浓者为佳。生用。

【药性】辛、甘，温。归心、肺、膀胱经。

【功效】发汗解肌，温通经脉，助阳化气，平冲降逆。

【用法用量】煎服，3~10g。

【使用注意】本品辛温助热，易伤阴动血，凡外感热病、阴虚火旺、血热妄行等证，均当忌用。孕妇及月经过多者慎用。

丁 香

本品为桃金娘科植物丁香的干燥花蕾。习称"公丁香"。主产于桑给巴尔、马达加斯加、斯里兰卡、印度尼西亚，我国广东、海南也产。当花蕾由绿转红时采摘，晒干。本品气芳香浓烈，味辛辣、有麻舌感。以个大、色棕褐、香气浓、油多者为佳。生用。

【药性】辛，温。归脾、胃、肺、肾经。

【功效】温中降逆，补肾助阳。

【用法用量】煎服，1~3g，或研末外敷。

【使用注意】不宜与郁金同用。

高良姜

本品为姜科植物高良姜的干燥根茎。主产于广东、海南。夏末秋初采挖，除去须根和残留的鳞片，洗净，切段，晒干。本品气香，味辛辣。以色棕红、味辛辣者为佳。生用。

【药性】辛，热。归脾、胃经。

【功效】温胃止呕，散寒止痛。

【用法用量】煎服，3~6g。

小茴香

本品为伞形科植物茴香的干燥成熟果实。主产于内蒙古、山西。秋季果实初熟时采割植株，晒干，打下果实，除去杂质。本品有特异香气，味微甜、辛。以粒大饱满、色黄绿、香气浓者为佳。生用或盐水炙用。

【药性】辛，温。归肝、肾、脾、胃经。

【功效】散寒止痛，理气和胃。

【用法用量】煎服，3~6g。外用适量。

【使用注意】阴虚火旺者慎用。

桂　皮

本品为樟科植物天竺桂、阴香、细叶香桂或川桂等的树皮。主产于福建、广东、广西、湖北、江西、浙江等地。冬季采取树皮阴干。

【药性】辛，温。归心、肝、肾、脾经。

【功效】暖脾胃，散风寒，通血脉。

【用法用量】3~6g，煎服，或入丸散剂。

【使用注意】阴虚有火者忌用。

荜 茇

本品为胡椒科植物荜茇的干燥近成熟或成熟果穗。国内主产于云南、广东，国外主产于印度尼西亚、菲律宾、越南。果穗由绿变黑时采收，除去杂质，晒干。本品香气特异，味辛辣。以肥大、饱满、气味浓者为佳。生用。

【药性】辛，热。归胃、大肠经。

【功效】温中散寒，下气止痛。

【用法用量】煎服，1~3g。外用适量，研末塞龋齿孔中。

第六节 芳香活血药

乳 香

本品为橄榄科植物乳香树及同属植物树皮渗出的树脂。分为索马里乳香和埃塞俄比亚乳香，每种乳香又分为乳香珠和原乳香。主产于埃塞俄比亚、索马里。春夏季采收。将树干的皮部由下向上顺序切伤，使树脂渗出，数天后凝成固体，即可采收。本品具特异香气，味微苦。以淡黄白色、断面半透明、香气浓者为佳。打碎，醋炙用。

【药性】辛、苦，温。归心、肝、脾经。

【功效】活血定痛，消肿生肌。

【用法用量】煎汤或入丸、散，3~5g，宜炮制去油。外用适量，研末调敷。

【使用注意】孕妇及胃弱者慎用。

降真香

本品为豆科植物降香檀的根部心材。主产于广东、海南，全年皆产，将根部挖出后，削去外皮，锯成长约50cm的段、晒干。以红褐色、结实、烧之有浓郁香气，表面无黄白色外皮者为佳。

【药性】辛、温。归肝、脾经。

【功效】理气止血，行瘀定痛。

【用法用量】2.4～4.5g，入煎剂，或入丸、散。外用：研磨敷。

没 药

本品为橄榄科植物地丁树或哈地丁树的干燥树脂。分为天然没药和胶质没药。主产于索马里、埃塞俄比亚。11月至次年2月，采集由树皮裂缝处渗出于空气中变成红棕色坚块的油胶树脂，拣去杂质。本品有特异香气，天然没药味苦而微辛，胶质没药味苦而有黏性。以黄棕色、断面微透明、显油润、香气浓、味苦者为佳。打碎，醋炙用。

【药性】辛、苦，平。归心、肝、脾经。

【功效】散瘀定痛，消肿生肌。

【用法用量】3～5g，炮制去油，多入丸散用。外用适量。

【使用注意】孕妇及胃弱者慎用。

川 芎

本品为伞形科植物川芎的干燥根茎。主产于四川。夏季当茎上的节盘显著突出，并略带紫色时采挖，除去泥沙，晒后烘干,再去须根。本品气浓香,味苦、辛,稍有麻舌感,微回甜。以切面色黄白、香气浓、油性大者为佳。切片,生用。

【**药性**】辛,温。归肝、胆、心包经。

【**功效**】活血行气,祛风止痛。

【**用法用量**】煎服,3~10g。

【**使用注意**】本品辛温升散,凡阴虚阳亢之头痛,阴虚火旺、舌红口干,多汗,月经过多及出血性疾病,不宜使用。孕妇慎用。

白胶香

又名枫香脂、白云香。本品为金缕梅科植物枫香的树脂。产于浙江、江西、福建、云南等地。

【**药性**】辛,苦,平。归脾、肝经。

【**功效**】活血凉血,解毒止痛。

【**用法用量**】研末,1.5~3g。

琥 珀

本品为古松科松属植物的树脂埋藏地下经年久转化而成。主产于广西、云南、辽宁、河南。随时可采,从地下或煤层中挖出后,除去砂石、泥土等杂质。本品气微,味淡。以色红、明亮、块整齐、质松脆、易碎者为佳。用时捣碎,研成细粉用。

【**药性**】甘,平。归心、肝、膀胱经。

【**功效**】镇惊安神,活血散瘀,利尿通淋。

【**用法用量**】研末冲服,或入丸散,每次1.5~3g;不入煎剂。外用适量。

酒

本品为米、麦、黍、高粱等和曲酿成的一种饮料。

【药性】甘、苦、辛、温。有毒。归心、肝、肺、胃经。

【功效】通血脉，御寒气，行药势。

赤 芍

本品为毛茛科植物芍药或川赤芍的干燥根。主产于内蒙古、辽宁、河北、四川。春、秋二季采挖，除去根茎、须根及泥沙，晒干。本品气微香，味微苦、酸涩。以切面粉白色者为佳。切厚片，生用。

【药性】苦、微寒。归肝经。

【功效】清热凉血，散瘀止痛。

【用法用量】煎服，6~12g。

【使用注意】血寒经闭者不宜使用。孕妇慎用。不宜与藜芦同用。

郁 金

本品为姜科植物温郁金、姜黄、广西莪术或蓬莪术的干燥块根。前两者分别习称"温郁金"和"黄丝郁金"，其余按性状不同习称"桂郁金"或"绿丝郁金"。主产于四川、浙江、广西、云南。冬季茎叶枯萎后采挖，除去泥沙和细根，蒸或煮至透心，干燥。温郁金气微香，味微苦；黄丝郁金气芳香，味辛辣；桂郁金气微，味微辛苦；绿丝郁金气微，味淡。以切面角质样者为佳。切薄片，生用。

【药性】辛、苦，寒。归肝、心、肺经。

【功效】活血止痛，行气解郁，清心凉血，利胆退黄。

【用法用量】煎服，3～10g。

【使用注意】不宜与丁香、母丁香同用。

第七节　芳香开窍药

苏合香

本品为金缕梅科植物苏合香树的树干渗出的香树脂经加工精制而成。主产于土耳其、埃及、叙利亚，我国广西、云南亦产。初夏时将树皮击伤或割破，深达木部，使分泌香脂，渗入树皮内，至秋季剥下树皮，榨取香脂，残渣加水煮后再榨，除去杂质，再溶解于乙醇中，滤过，蒸去乙醇，即得。本品气芳香。以棕黄色或暗棕色、半透明、香气浓者为佳。生用。

【药性】辛，温。归心、脾经。

【功效】开窍，辟秽，止痛。

【用法用量】0.3～1g，宜入丸散服。

安息香

本品为安息香科植物白花树的干燥树脂。树干经自然损伤或于夏、秋二季割裂树干，收集流出的树脂，阴干。

【药性】辛、苦，平。归心、脾经。

【功效】开窍醒神，行气活血，止痛。

【用法用量】0.6～1.5g，多入丸散用。

樟 脑

本品为樟科植物樟的根、干、枝、叶，经提炼制成的颗粒状结晶。主产于台湾、贵州、广西、福建、江西、四川。以台湾产量最大，质量亦佳。称为"台冰"。一般在 9 ~ 12 月砍伐老树，取其树根、树干、树枝，锯劈成碎片（树叶亦可用），置蒸馏器中进行蒸馏，樟木中含有的樟脑及挥发油随水蒸气馏出，冷却后，即得粗制樟脑。粗制樟脑再经升华精制，即得精制樟脑粉。将此樟脑粉入模型中压榨，则成透明的樟脑块。宜密闭瓷器中，放干燥处。

【药性】辛、热。归心、脾经。

【功效】通窍杀虫，止痛辟秽。

【用法用量】0.06 ~ 0.15g，入散剂，或以酒溶化。外用：研末撒或调敷。

【禁忌】气虚者忌服。

石菖蒲

本品为天南星科植物石菖蒲的干燥根茎。主产于四川、浙江、江苏。秋、冬二季采挖，除去须根及泥沙，晒干。本品气芳香，味苦、微辛。以条粗、切面类白色、无须根、香气浓者佳。鲜用或生用。

【药性】辛、苦，温。归心、胃经。

【功效】开窍豁痰，醒神益智，化湿和胃。

【用法用量】煎服，3 ~ 10g；鲜品加倍。

麝 香

本品为鹿科动物林麝、马麝或原麝成熟雄体香囊中的干燥分泌物。主产于四川、西藏、云南。野麝多在冬季至次年春季猎取，猎获后，割取香囊，阴干，习称"毛壳麝香"；剖开香囊，除去囊壳，习称"麝香仁"。家麝直接从其香囊中取出麝香仁，阴干或用干燥器密闭干燥。本品气香浓烈而特异，味微辣、微苦带咸。以颗粒色紫黑、粉末色棕褐、质柔、油润、香气浓烈者为佳。用时研碎。

【药性】辛，温。归心、脾经。

【功效】开窍醒神，活血通经，消肿止痛。

【用法用量】0.03~0.1g，多入丸散用。外用适量。

【使用注意】孕妇禁用。

第八节 芳香补益药

白 术

本品为菊科植物白术的干燥根茎。主产于浙江、安徽，传统以浙江於潜产者最佳，称为"於术"。冬季下部叶枯黄、上部叶变脆时采挖，除去泥沙，烘干或晒干，再除去须根，切厚片。本品气清香，味甘，微辛，嚼之略带黏性。以切面黄白色、香味浓者为佳。生用或麸炒用。

【药性】苦，甘、温。归脾、胃经。

【功效】健脾益气，燥湿利水，止汗，安胎。

【用法用量】煎服，6~12g。燥湿利水宜生用，补气健脾宜炒用，健脾止泻宜炒焦用。

【使用注意】 本品燥湿伤阴，故阴虚内热、津液亏耗者不宜使用。

麦 冬

本品为百合科植物麦冬的干燥块根。主产于浙江、四川。夏季采挖，洗净，反复曝晒、堆置，至七八成干，除去须根，干燥。本品气微香，味甘、微苦。以肥大、淡黄白色、半透明、嚼之有黏性者为佳。生用。

【药性】 甘、微苦，微寒。归心、肺、胃经。

【功效】 养阴生津润肺，清心除烦。

【用法用量】 煎服，6~12g。传统认为本品清养肺胃之阴多去心用，滋阴清心大多连心用。

【使用注意】 脾胃虚寒、食少便溏，以及外感风寒、痰湿咳嗽者忌服。

红景天

本品为景天科植物大花红景天的干燥根和根茎。红景天最早见于唐代藏医名著《四部医典》。主产于云南、西藏、青海。秋季花茎凋枯后采挖，除去粗皮，洗净，晒干，切片。本品气芳香，味微苦涩，后甜。以切面粉红色、气芳香者为佳。生用。

【药性】 甘、苦，平。归肺、心经。

【功效】 益气活血，通脉平喘。

【用法用量】 煎服，3~6g。

第 四 章

疫疠防治的常用香方

第一节　清凉解表香方

清凉解表香方，是以由具有清凉解表功效的香药为主组成
或在方剂中占有一定比例而组成的芳香方剂，适用于风热表
证，以发热、微恶风寒、头痛、咽痛、咳嗽、口渴、舌边尖
红、苔薄白、脉浮数等为主症。温邪袭人易搏击气血、蕴而成
毒，多加秽浊之气，宜以辛散清凉解表之法。一些患者出现发
热、咽喉疼痛、干咳等可考虑温邪侵犯卫表。温病初起，邪郁
卫表，开合失司，故可见发热、微恶风寒、无汗或有汗不畅。
"温邪上受，首先犯肺"，肺为华盖，开窍于鼻，邪由口鼻而
上犯于肺，肺失宣降，见咳嗽；风热搏结气血而蕴结成热毒，
侵袭肺系，见咽喉红肿疼痛。温热之邪易伤津，故口渴。舌边
尖红，苔薄白，脉浮数均为温病初起之佐证。《时病论》曰：
"所谓秽浊，宜用芳香宣解之方，反服酸寒收涩之药，益使秽

浊之邪，胶固气分，而无解病之期。"芳香类药物中辛散清凉之剂易疏散卫表风热之邪，故选用芬芳辛凉之品以宣通卫表气血、逐秽解毒。清凉解表之法选用的芳香清凉透表之品有薄荷、升麻、葛根等。代表方如银翘散、桑菊饮、升麻葛根汤、薄荷散等。

银翘散

《温病条辨》

【组成】连翘 30g，银花 30g，苦桔梗 18g，薄荷 18g，竹叶 12g，生甘草 15g，荆芥穗 12g，淡豆豉 15g，牛蒡子 18g。

【用法】上杵为散，每服 18g，鲜苇根汤煎，香气大出，即取服，勿过煮。肺药取轻清，过煮则味厚而入中焦矣。病重者，约 2 时 1 服，日 3 服，夜 1 服；轻者 3 时 1 服，日 2 服，夜 1 服；病不解者，作再服。

【功效】清凉透表，逐秽解毒。

【主治】温病初起。

【方解】吴鞠通言："治上焦如羽，非轻不举。"本方中金银花、桔梗、薄荷、甘草、荆芥等为芳香清瘟之香药，均轻清宣透之品，相互配合使用增加芳香药物疏散透表之性以清宣卫表之邪。温热病邪易蕴结成毒及多夹秽浊之气，故邪犯卫表，选择银花、连翘这两个气味芳香之品，可疏散风热、清热解毒、辟秽化浊。《医学衷中参西录》中云："薄荷，味辛，气清郁香窜，性平，少用则凉，多用则热，其力能内透筋骨，外达肌表，宣通脏腑，贯串经络，服之能透发凉汗，为温病宜汗解者之要药。"温病发汗用薄荷，薄荷为清香解表之代表。牛蒡子辛凉，可疏散风热，清利头目，解毒利咽。荆芥穗、淡豆豉辛、微温，解表散邪，此二者配入清凉解表香方中，增强透表之力。芦根、竹叶清热生津；桔梗宣通肺气，止咳利咽。甘草调和诸药，和中，又可配合桔梗利咽止咳。

【加减变化】 渴甚者，为伤津较甚，加天花粉生津止渴；项肿咽痛者，系热毒较甚，加马勃、玄参清热解毒，利咽消肿；衄者，由热伤血络，去荆芥穗、淡豆豉之辛温，加白茅根、侧柏炭、栀子炭凉血止血；咳者，是肺气不利，加杏仁苦降肃肺以加强止咳之功；胸膈闷者，乃夹湿邪秽浊之气，加藿香、郁金芳香化湿，辟秽祛浊。

【备注】 吴鞠通："本方谨遵《内经》'风淫于内，治以辛凉，佐以苦甘；热淫于内，治以咸寒，佐以甘苦'之训；又宗喻嘉言芳香逐秽之说，用东垣清心凉膈散，辛凉苦甘，病初起，且去入里之黄芩，勿犯中焦；加银花辛凉，芥穗芳香，散热解毒，牛蒡子辛平润肺，解热散结，除风利咽，皆手太阴药也……此方之妙，预护其虚，纯然清肃上焦，不犯中下，无开门揖盗之弊，有轻以去实之能，用之得法，自然奏效。"（《温病条辨》）

桑菊饮

《温病条辨》

【组成】 桑叶 7.5g，菊花 3g，杏仁、桔梗、芦根各 6g，连翘 4.5g，薄荷、甘草各 2.5g。

【用法】 以上药材以水 2 杯，煮取 1 杯，一日服用 2 次。

【功效】 清凉疏表，宣肺止咳。

【主治】 风温初起，表热轻证。

【方解】 本方中杏仁、桔梗、薄荷、甘草等为芳香之品。桑叶、菊花清凉疏表，桔梗、甘草、杏仁清咽利膈，止咳化痰；连翘清热解毒；芦根清热生津。本方清凉解表药物的使用和剂量均较银翘散少，清香解表香药的典范薄荷的用量明显减少，疏散作用明显减弱。杏仁、桔梗、甘草止咳香药的增加，说明本方偏重肃降肺气，说明咳嗽是其主要症状。

【加减变化】二三日不解，气粗似喘，燥在气分者，加石膏、知母；舌绛，暮热甚燥，邪初入营，加元参、犀角；在血分者，去薄荷、芦根，加麦冬、细生地、玉竹、丹皮；肺热甚，加黄芩；渴者，加花粉。

升麻葛根汤
《太平惠民和剂局方》

【组成】升麻、芍药、甘草（炙）各30g，葛根45g。

【用法】上为粗末。每服9g，用水200mL，煎取100mL，去滓，稍热服，不计时候，日二三服，以病气去、身清凉为度。小儿量力服之。

【功效】清凉疏表，解肌透疹。

【主治】大人、小儿时气温疫，头痛发热，肢体烦疼；疮疹已发及未发，疑贰之间，并宜服之。

【方解】本方中芍药、甘草、葛根皆为芳香之品。《本草纲目·瘟疫》记载升麻"吐温疫时气毒疬"，升麻辛甘性寒，清凉透表，清热解毒。芍药和营泄热，可清热凉血，解血分热毒。葛根辛凉之品，清凉疏散，又可生津止渴。甘草调和诸药。四味相伍，共奏清凉疏表、解肌透疹之效。

【加减变化】可根据临床症状加薄荷、荆芥、银花等，加大透发之力。风寒之邪较重，兼有恶寒、无汗等症，加防风、荆芥等发表透散。

薄荷散
《圣济总录》

【组成】薄荷叶 30g, 恶实 30g（微炒）, 甘菊花 15g, 甘草 15g（炙）。

【用法】上为散。每服 1.5g, 食后、临卧生姜温水调下。

【功效】疏风, 散热, 解毒。

【主治】风热攻目, 昏涩疼痛, 旋眩, 咽喉壅塞, 语声不出。

【方解】本方中的薄荷叶、甘草为芳香之品。薄荷叶、恶实辛凉, 可疏散风热、清利头目、利咽。甘菊花能除风热、明目、止头痛晕眩。甘草, 调和诸药。四味共伍, 可达清凉疏风散热解毒的功效。

【加减变化】咽痛甚者, 可加玄参、马勃清热解毒、利咽消肿。

薄荷散
《扁鹊心书》

【组成】真薄荷 60g, 桔梗 90g, 防风 60g, 甘草 30g。

【用法】每服 12g, 灯心煎汤下。制备方法上为末。

【功效】疏散风热, 解毒利咽。

【主治】心肺壅热, 头目不清, 咽喉不利, 精神昏浊, 小儿膈热。

【方解】薄荷辛凉, 可疏散风热、清利头目、利咽。防风辛温, 助薄荷疏散透表之功用, 以助邪气外散。桔梗、甘草清咽利膈。上四味以灯心煎煮, 以助清上焦之火。

葛根汤

《圣济总录》

【组成】葛根30g，葱白3茎（切），芍药20g，豉12g。

【用法】上锉4味。如麻豆大。用水600mL，煎至300mL。去滓，分温2服。

【功效】疏散风热，除烦辟疫。

【主治】时行疫疠兼风热，目疼心中烦闷。

【方解】本方中葛根辛凉，解肌退热、透疹。葱白辛温，具有发汗解表，通达阳气，助葛根各风热之邪以外出之路。芍药益阴敛营，防止葛根与葱白外散太过。淡豆豉是治疗疫病的重要药物，《本草汇言》云："淡豆豉，治天行时疾，疫疠瘟瘴之药也。王氏曰：此药……乃宣郁之上剂。凡病一切有形无形，壅胀满闷，停结不化，不能发越致疾者，无不宜之，故统治阴阳互结，寒热迭侵，暑温交感，食饮不运，以致伤寒寒热头痛，或汗吐下后虚烦不得眠，甚至反复颠倒，心中懊恼，一切时灾瘟瘴，疟痢斑毒，伏痧恶气，及杂病科痰饮，寒热，头痛，呕逆，胸结，腹胀，逆气，喘吸，蛊毒，脚气，黄疸，黄汗，一切沉滞浊气搏聚胸胃者，咸能治之。"上四味药相伍，共奏疏散风热、除烦辟疫之效。

第二节　辛温解表香方

辛温解表香方，是以由具有辛散温热功效的解表类香药如桂枝、荆芥、紫苏、白芷、香附、防风等为主组成或在方剂中占有一定比例而组成的芳香方剂，适用于风寒表证及风湿、风水兼有表邪者，以恶寒发热，无汗或有汗，头身疼痛，鼻塞流涕、咳喘、苔薄白，脉浮紧或脉浮缓为主症。风寒之邪外袭体表，郁遏卫阳，腠理闭塞，营阴郁滞可见恶寒发热、无汗、头身痛、脉浮紧。当表虚时，风性开泄，卫气不能固护，营阴外泄，可见恶风发热、汗出、脉浮缓。肺主气属卫，外合皮毛，寒邪外束于表，影响肺气的宣肃下行，上逆为咳喘；肺开窍于鼻，风寒、风水等束表，会导致鼻流清涕。苔薄白，乃是感受风寒之邪的表现。《松峰说疫》曰："寒疫，不论春夏秋冬，天气忽热，众人毛窍方开，倏而暴寒，被凉气所逼即头痛、身热、脊强。感于风者有汗，感于寒者无汗。"疫病可因感受风寒之邪，寒湿郁闭表气而出现相关的症状，宜用辛温解表香方以芳香逐秽、疏泄腠理。患者出现发热、头身疼痛、咳喘等卫表被郁的症状，可考虑用辛温解表香方进行治疗。代表方如麻黄汤、桂枝汤、香苏散、圣僧散、五苓散、藿朴夏苓汤等。

麻黄汤

《伤寒论》

【组成】麻黄9g（去节），桂枝6g（去皮），炙甘草3g，杏仁3g（去皮尖）。

【用法】上以水1800mL，先煮麻黄，减400mL，去上沫，纳诸药，煮取500mL，去滓，温服160mL。覆取微似汗，不须啜粥，余如桂枝法将息。

【功效】发汗解表，宣肺平喘。

【主治】外感风寒表实证。症见恶寒发热，头身酸痛，无汗而喘，舌苔薄白，脉浮紧。

【方解】麻黄辛温，入肺与膀胱经，具有发汗解表、宣肺平喘之功，解卫气闭郁之状。桂枝可透营达卫、解肌发表、温经散寒，助麻黄发汗解表，又能祛邪而和营卫。杏仁降利肺气，麻黄宣肺，两者一宣一降，增强宣肺平喘之功。炙甘草调和麻黄之宣降，又可缓和麻桂相合峻烈之性，使汗出不伤正气。

【加减变化】1. 麻黄加术汤，出自《金匮要略》。麻黄9g（去节），桂枝6g（去皮），甘草3g（炙），杏仁3g（去皮、尖），白术12g。上5味，用水1800mL，先煮麻黄，去上沫，纳诸药，煮取500mL，去滓，温服400mL，覆被取微汗。功效为发汗解表，散寒除湿。主治外感寒湿，恶寒发热，身体烦疼，无汗不渴，苔白腻，脉浮紧者。

2. 麻黄汤，出自《备急千金要方》。麻黄3g，生姜3g，黄芩3g，甘草1.5g，石膏1.5g，芍药1.5g，杏仁10枚，桂心1.5g。上㕮咀。以水800mL，煮取300mL，分2次服。主治少小伤寒，发热咳嗽，头面热者。

3. 麻黄汤，出自《圣济总录》。麻黄30g（去根节），葛根30g（锉），黄芩9g（去黑心），栀子仁9g，芍药9g，杏仁9g（去皮尖双仁，炒），上粗捣筛。每服15g。水200mL，入豉50粒。同煎至140mL。去滓，温服。主治时行疫疠病，头体热渴燥，百节疼痛。

4. 麻黄汤，出自《伤寒总病论》。麻黄60g，石膏45g，贝齿5个（无亦得），升麻30g，甘草30g，芍药30g，杏仁15g。上为粗末。每服15g，以水400mL，煎至320mL，温服。取汗，止后服。自汗者，去麻黄，加葛根60g。主治天行1～2日。

5. 麻黄汤，出自《古今录验》。麻黄12g，芎䓖3g，莽草3g，当归3g，杏仁1.5g。以水1000mL，煮取400mL，去滓，分3次服，每日3次。以糜粥将息佳。主治头风湿，面如针刺之状，身体浮肿，恶风汗出，短气，不能饮食。

6. 麻黄汤，出自《古今录验》。麻黄 15g（去节），桂心 12g，生姜 9g，甘草 6g（炙），附子 3g（炮）。以水 2000mL，先煮麻黄减 400mL，纳药，煎取 600mL，每服 200mL，每日 3 次。禁野猪肉、芦笋。主治风水，身体面目尽浮肿，腰背牵引髀股，不能食。

7. 麻黄汤，出自《古今录验》。麻黄 2.5g（去节），蜀椒 1.5g（汗），细辛 1g，藁本 0.5g，杏仁 20g（去皮尖两仁者，碎）。以水 400mL，煮取 600mL，分 3 次服，每日 3 次。主治人三十年寒冷，咳逆上气。

8. 麻黄汤，出自《广济方》。麻黄 15g（去节），葛根 12g，栀子 2~7 枚（擘），葱 5g（切），香豉 5g（绵裹）。上咬咀。以水 2000mL，先煮麻黄、葛根 2~3 沸，去沫，纳诸药，煎取 600mL，绞去滓，分为 3 服。服别相去如人行 5~6 里更进 1 服。覆取汗，后以粉粉身。主天行壮热，烦闷。

桂枝汤
《伤寒论》

【组成】桂枝 9g（去皮），芍药 9g，甘草 6g（炙），生姜 9g（切），大枣 12 枚（擘）。

【用法】上 5 味，咬咀 3 味。以水 1400mL，微火煮取 600mL，去滓，适寒温，服 200mL，服已须臾，啜热稀粥 200mL，以助药力。温覆令一时许，遍身漐漐微似有汗者益佳，不可令如水流漓，病必不除。若一服汗出，病差，停后服，不必尽剂。若不汗，更服依前法。又不汗，后服小促其间，半日许，令三服尽。若病重者，一日一夜服，周时观之，服一剂尽，病证犹在者，更作服。若汗不出，乃服至二三剂。禁生冷、黏滑、肉面、五辛、酒酪、臭恶等物。

【功效】解肌发汗，调和营卫。

【主治】外感风寒，发热恶风，头痛项强，身痛有汗，鼻鸣干呕，苔白不渴，脉浮缓或浮弱。

【方解】本方针对属腠理不固，风寒外袭，营卫不和之证。外感风邪，卫表虚弱，不能固护营阴，而使营阴外泄。方中桂枝辛温，散寒解肌，助卫阳，通经络。芍药敛阴和营。生姜助桂枝解肌祛邪，大枣助芍药和里营。甘草益气和中，调和诸药。上五味相伍，共奏解肌发汗、调和营卫之效。患者出现发热，汗出头痛，干呕，苔薄白，脉浮缓等，即可考虑桂枝汤进行加减化裁。

【加减变化】1. 桂心汤，出自《圣济总录》。桂枝（去粗皮）、芍药、甘草（炙，锉）、葛根（锉）各等分。上为散。每服 6g。水 300mL。加生姜 3 片，枣 1 枚（擘），同煎至 80mL，去滓温服。用于四时伤寒初觉。

2. 桂枝黄芩汤，出自《三因极一病证方论》。桂枝 15g（去皮），芍药 15g，黄芩 15g，甘草 15g（炙）。上药研为粗末。每服 15g，用水 220mL，加生姜 3 片，大枣 1 枚，煎至 160mL，去滓，空腹时服。风疫。其证皆如太阳伤风。但脉阴不弱。相传染为异耳。脉浮数而不弱，头项痛，腰脊痛，发热恶风。

3. 桂心汤，出自《圣济总录》。桂心 30g（去粗皮），芍药 30g，麻黄 15g（去根节），杏仁 15g（去皮尖双仁炒研），黄芩 15g（去黑），甘草 15g（炙）。上粗捣筛。每服 9g。以水 200mL，生姜 3 片，枣 1 枚，煎至 70mL，去滓温服。主治时行疫疠，兼风热目疼，心中烦闷。

4. 桂心汤，出自《圣济总录》。桂枝 30g（去粗皮），芍药 9g，附子 9g（炮裂，去皮脐），麻黄 9g（去根节，先煎，掠去沫，焙），甘草 15g（炙，锉），杏仁 15g（去皮尖双仁），半夏 15g（汤洗 7 遍，生姜等分同捣，焙），干姜 15g（炮）。上锉，如麻豆大。每服 4.5g，水 200mL，加葱白 9cm、生姜 1 枣大（拍碎），同煎至 140mL，去滓，食前温服，日 3 次。主治中风伤寒，头痛发热，胸中气逆，恶寒呕哕，小便难，足冷。

5. 桂心汤，出自《圣济总录》。桂枝 20g（去粗皮），厚朴 20g（去粗皮，生姜汁炙），芍药 30g，干姜 15g（炮），槟榔 15g（锉）。上为粗末。每服 7.5g，水 300mL，煎取 240mL，去滓，入童便 10mL 搅匀，空腹分温 2 服。伤寒服冷药过多，心腹胀满，脚膝厥冷，昏闷不知人。

香苏散
《太平惠民和剂局方》

【组成】香附子（炒香，去毛）、紫苏叶各 120g。甘草 30g（炙），陈皮 60g（不去白）。

【用法】上为粗末。每服 9g，水 200mL，煎 140mL，去滓，热服，不拘时候，日 3 服。若作细末，只服 6g，入盐点服。

【功效】疏散风寒，理气和中。

【主治】四时瘟疫、伤寒。

【方解】陈潮祖在《中医治法与方剂》一文中指出，"气机的升降出入与肺的宣降，肝的疏泄，脾胃的升降有关，方中苏叶宣畅肺气，陈皮健运脾气，香附疏达肝气，合用兼顾上中下三焦。此方药仅四味而能反映表里同治，津气并调，三焦兼顾的配方法度，谓其结构谨严，用药精当，亦非过誉。"紫苏叶辛温能散，气薄能通，味薄发泄，专解肌发表，疗伤风伤寒，及痢疾初起，外感霍乱，湿热脚气。紫苏叶与香附相配，既能发汗解表，又能行气活血。陈皮理气化湿。炙甘草补气和中，调和诸药。四药相合，有芳香辟秽、理气解表之功，主治风寒感冒兼有气滞者。

【加减变化】风寒甚者加荆芥、葱白、生姜等芳香疏表之品以辛热发汗透表；气郁重者加柴胡、枳壳、大腹皮疏肝理气；湿浊甚者加藿香、厚朴、佩兰等芳香化浊之品；夹暑者加香薷、金银花等芳香解暑。

【备注】尝有白发老人授此方与一富人家，其家合施，当大疫，城中病者皆愈。其后疫鬼问富人，富人以实告。鬼曰："此老教三人矣，稽颡而退。"

三物香薷饮
《太平惠民和剂局方》

【组成】炒扁豆、厚朴（去粗皮，姜汁炙）各250g，香薷500g。

【用法】上为末。每服9g，加酒10mL，水煎去滓，水中浸冷进2剂，不拘时服。

【功效】祛暑解表，化湿和中。

【主治】外感风寒，内伤湿滞。暑温，形如伤寒，身热，微恶风寒，头痛胀痛，身重，无汗或微汗，脘腹痞满，苔白腻，脉浮滑或濡数。

【方解】香薷，辛温芳香，具有解表除寒、祛暑化湿的功效，可透在表之暑湿，是夏月解表之要药。厚朴，苦辛而温，具有行气除湿，内化湿滞的作用。白扁豆，可健脾和中、渗湿消暑。三药合用，共成祛暑解表，化湿和中之剂。《成方便读》："此因伤暑而兼感外寒之证也。夫暑必挟湿，而湿必归土，乘胃则吐，乘脾则泻。是以夏月因暑感寒，每多呕泻之证，以湿感于内，脾胃皆困也。此方香薷之辛温香散，能入脾肺气分，发越阳气，以解外感之邪。厚朴苦温，宽中散满，以祛脾胃之湿。扁豆和脾利水，寓匡正御邪之意耳。"

【加减变化】1. 新加香薷饮，出自《温病条辨》。香薷6g，银花9g，鲜扁豆花9g，厚朴6g，连翘6g。以水5杯，煮取2杯，先服1杯，得汗止后服，不汗再服，服尽不汗，再作服。主治暑温，形如伤寒，右脉洪大，左手反小，面赤口渴，但汗不出者。

2. 黄连香薷汤，出自《奇效良方》。香薷9g，厚朴6g（姜制），黄连6g。上先将厚朴、黄连二味，同用生姜12g，一处捣细于银石器内，慢火同炒令紫色。取起入香薷，入水200mL，酒200mL，煎160mL。去滓，用磁器盛于新汲水中，沉令极冷服。如中暑搐搦，内加羌活6g；寻常感暑燥渴，吐泻不甚者，方中可去黄连，只加白扁豆6g，微炒，锉煎，如前法服之。主治伏暑伤冷，霍乱转筋，心腹撮痛，四肢厥冷。

葱豉汤
《类证活人书》

【组成】葱白15茎，豆豉40mL，麻黄1.5g，葛根2.5g。

【用法】水煎服，取汗。

【功效】发汗解表。

【主治】治伤寒一二日，头项腰背痛，恶寒，脉紧，无汗者。

【方解】葱白辛温，能通阳气散寒，发汗解表。豆豉升散而助葱白疏散发汗。麻黄辛温，发汗解表。葛根发汗解肌。上四味，共奏发汗解表之效。

【加减变化】1. 葱豉汤，出自《太平圣惠方》。葱白 3 茎（切），麻黄 3g（去根节，锉），豉 12g，生姜 1.5g（拍碎）。上以水 500mL，煎至 300mL，去滓，分为 3 服，不拘时候，稍热频服。衣覆出汗。主治伤寒初得一日，壮热头痛。

2. 葱豉汤，出自《圣济总录》。葱白 14 茎，豉 8g（炒），干姜 8g（炮），麻黄 15g（去根节），桂枝 15g（去粗皮），芍药 15g。每服 15g，以水 400mL，煎至 100mL，去滓温服。良久，投葱豉热粥，盖覆出汗。上㕮咀，如麻豆大。主治伤寒初觉 1~2 日，头项腰脊痛，恶寒。

3. 葱豉汤，出自《圣济总录》。葱白 2 茎（细切），豉 12g，蜀椒 49 粒（去目并闭口，炒出汗）。上为粗末。以水 600mL，煎至 400mL，去滓，顿热服。汗出愈，未愈更煎服。主治疫疬病始得之，头疼壮热。

苏叶汤
《不知医必要》

【组成】苏叶 4.5g，防风 4.5g，川芎 4.5g，陈皮 3g，甘草 1.5g。

【用法】加生姜 2 片，水煎服。

【功效】疏风解表，理气化湿。

【主治】伤风发热夹湿。

【方解】苏叶，辛温，发汗解表，理气宽中。防风解表祛风、胜湿，助苏叶疏散表邪。川芎行气开郁，祛风燥湿，助防风祛风胜湿之功。陈皮、川芎助苏叶理气，调畅气机而利于湿邪的外散。甘草调和诸药。

圣僧散

《卫生家宝》

【组成】香白芷250g（生锉），甘草15g（生锉）。

【用法】上为粗末。每服6g，水1200mL，枣子2枚，生姜3片，葱白9cm，同煎至120mL，热服。用衣被盖覆，如人行5~6里更进1服，汗出即愈。

【功效】疏风解毒。

【主治】时行瘟疫，一切伤寒，不问阴阳，不拘轻重。

【方解】李时珍记载白芷"所主之病不离三经。如头目眉齿诸病，三经之风热也；如漏带痈疽诸病，三经之湿热也。风热者，辛以散之；湿热者，温以除之。为阳明主药，故又能治血病、胎病，而排脓、生肌、止痛"。白芷辛温，祛风散寒燥湿，甘草清热解毒。葱白、生姜助白芷疏散之性，以祛邪外出。大枣、生姜补脾和中。上五味相伍，以达疏风解毒的作用，治疗一切伤寒。

【备注】本方方名，《本草纲目》引作"神白散"，且有豉50粒。

神术散

《太平惠民和剂局方》

【组成】苍术（米泔浸一宿、切、焙）150g，藁本（去土）、香白芷、细辛（去叶、土）、羌活（去芦）、川芎、甘草（炙）各30g。

【用法】每服9g，水200mL，生姜3片，葱白9cm，煎140mL，温服，不拘时。如觉伤风鼻塞，只用葱茶调下。

【功效】发汗解表，化浊辟秽。

【主治】治四时瘟疫，头痛项强，发热憎寒，身体疼痛，及伤风鼻塞声重，咳嗽头昏，并皆治之。

【方解】本方中运用香药芳香化浊、芳香发表。《本草纲目·瘟疫》苍术"山岚瘴气，温疾恶气，弭灾。烧烟熏，去鬼邪"。苍术芳香辟秽化浊。藁本、羌活、白芷发散疏表。川芎辛散温通。细辛助藁本、羌活、白芷祛风散寒。甘草调和诸药。

十神汤
《千金翼方》

【组成】川芎、麻黄（去节）、干葛、紫苏、赤芍药、升麻、白芷、甘草（炙）、陈皮、香附各4.5g。

【用法】上作1服，水60mL，生姜5片，煎至30mL，不拘时服。

【功效】发表、解毒、理气。

【主治】治伤寒，时令不正，瘟疫妄行，感冒发热，或欲出疹，不问阴阳，两感风寒，并皆治之。

【方解】川芎、麻黄、干葛、紫苏、白芷辛散以疏散表邪。赤芍药养血敛阴，防止辛散药物发散太过。升麻辟疫，清凉疏散，清解热毒。陈皮、香附理气，调理气机。甘草调和诸药。

【加减变化】发热头疼，加连须葱白2根；中满气实，加枳壳煎。

桂心汤
《圣济总录》

【组成】桂60g（去粗皮），菖蒲30g（去须）。

【用法】上为粗末。每服 4.5g，用水 200mL，煎至 140mL，去滓温服，不拘时候。衣覆取汗。未退再服。

【主治】伤寒邪气伤肺，失音不语。

【方解】《神农本草经百种录》中载："菖蒲……芳香清烈，故走达诸窍而和通之，耳目喉咙皆窍也。"菖蒲辛开苦燥温通，芳香走窜之性强。当因感受外寒，搏击气血而导致失音，利用菖蒲辛开苦燥温通、芳香走窜之性强的特点以开音。桂枝辛温，发汗解肌、温通经脉、助阳化气，以助发汗解表、开音。

术豉汤方
《圣济总录》

【组成】苍术150g（炒），豉105g（炒），麻黄60g（去根节）。

【用法】上三味，粗捣筛，每服 4.5g，水 500mL，煎至 350mL，去滓热服，盖覆出汗，未汗再服。

【功效】芳香辟秽，发汗解表

【主治】治天行时疫，三二日内。未经汗下。

【方解】《本经逢原》中记载："苍术辛烈，性温而燥，可升可降，能径入诸经。疏泄阳明之湿而安太阴，辟时行恶气。"苍术辛温，芳香辟秽化浊。苍术经豆豉炒后，增强了其疏散宣透之性，并防止苍术过燥。麻黄辛温，发汗解表。此二者皆是辛温之品，疏散解表之性强，二者相伍，共奏芳香辟秽、发汗解表之功。

第三节　表里双解香方

表里双解香方，是指由香药组成或在方剂中占有一定比例，利用解表药配合攻下或清里、温里药等为主而组成的芳香方剂，适用于治疗表里同病，具有表里同治、内外双解的作用。疫疠在传变过程中，戾气传变迅速，由口鼻侵袭机体而直入于里，出现表里俱病，临床表现如发热恶寒、干咳、咽喉干、脘腹痞满、呕吐、泄泻等。芳香类药物既有芳香发表之品，也有芳香温里、行气等治疗里证者。针对疫疠表里并重者，治以表里双解香方，在芳香解表的同时，兼顾和中、化湿等，外感者疏其表，内伤者和其中。代表方如藿香正气散、小柴胡汤、达原饮、香薷饮等。

藿香正气散
《太平惠民和剂局方》

【组成】大腹皮、白芷、紫苏、茯苓（去皮）各30g，半夏曲、白术、陈皮（去白）、厚朴（去粗皮，姜汁炙）、苦梗各60g，藿香90g（去土），甘草75g（炙）。

【用法】为细末。每服6g，水200mL，姜3片，枣1枚，同煎至140mL，热服。如欲出汗，衣被盖，再煎并服。

【功效】芳香化湿，解表和中理气。

【方解】藿香正气散证乃由外感风寒、内伤湿滞所致，治宜外散风寒，内化湿浊，兼以和中理气。《医方考》认为，"凡受四时不正之气，憎寒壮热者，风寒客于皮毛，理宜解表。四时不正之气由鼻而入，不在表而在里，故不用大汗以解表，但用芬香利气之品以主之。"该方中选用大量的芳香之品。藿香辛温疏散，芳香之性可化在里之湿浊。紫苏、白芷辛温芳香解表，以助藿香外解风寒，辟恶祛邪。半夏曲燥湿化痰，和胃降逆。厚朴行气化湿除满。陈皮理气燥湿和中。大腹皮下气利水化湿。白术、茯苓健脾化湿。桔梗宣肺化在上之湿。甘草、姜、枣味甘，培补中气。诸药相伍，共奏外解风寒、内化湿浊、通畅气机之效。

【加减变化】表邪偏重、无汗者，加香薷；脘腹胀满重者，加木香、丁香等。

小柴胡汤
《伤寒论》

【组成】柴胡 24g，黄芩、人参、炙甘草、生姜各 9g，半夏 9g，大枣 4 枚。

【用法】上七味，以水 2400mL，煮取 1200mL，去滓，再煎，取 600mL，温服 200mL，日 3 服。

【主治】治少阳病，往来寒热，胸胁苦满，默默不欲饮食，心烦喜呕，口苦，咽干，目眩，脉弦；及妇人热入血室，暮则谵语，或疟发寒热等症。

【方解】柴胡，少阳主药，升阳达表以疏散少阳半表之邪。黄芩苦寒，清泄少阳半里之热。半夏、生姜和胃降逆气止呕。人参、甘草、大枣，补益脾气。

【加减变化】呕逆加丁香；烦而不呕，去半夏、人参，加瓜蒌；渴者去半夏，加天花粉；不渴，外有微热，去人参，加桂枝，覆取微汗；咳嗽，去参、枣、生姜，加五味子、干姜；虚烦加竹叶、粳米；齿燥无津加石膏；痰多加瓜蒌、贝母；腹痛去黄芩，加芍药；心下痞，去大枣，加牡蛎；心下痛，加青皮、芍药；心下悸，小便不利，去黄芩，加茯苓。

达原饮

《温疫论》

【组成】槟榔 6g，厚朴、知母、芍药、黄芩各 3g，草果、甘草各 1.5g。

【用法】上用水 60mL，煎 40mL，午后温服。

【功效】开达膜原，辟秽化浊。

【主治】瘟疫或疟疾，邪伏膜原证。憎寒壮热，或一日三次，或一日一次，发无定时，胸闷呕恶，头痛烦躁，脉弦数，舌边深红，舌苔垢腻，或苔白厚如积粉。

【方解】本方治疗邪伏膜原之证。《重订通俗伤寒论》曰："膜者，横膈之膜；原者，空隙之处。外通肌腠，内近胃腑，即三焦之关键，为内外交界之地，实一身之半表半里也。"吴又可《温疫论》对此方释义："槟榔能消能磨，除伏邪，为疏利之药，又除岭南瘴气；厚朴破戾气所结；草果辛烈气雄，除伏邪盘踞，三味协力，直达其巢穴，使邪气溃败，速离膜原，是以为达原也。热伤津液，加知母以滋阴；热伤营气，加白芍以和血；黄芩清燥热之余；甘草为和中之用。以后四味，不过调和之剂，如渴与饮，非拔病之药也。"

【加减变化】伴有口苦喜呕、胁痛，加柴胡引入少阳；伴项背疼痛，加羌活引入太阳；伴眉棱骨痛、目痛，加葛根引入阳明。

香薷散
《太平惠民和剂局方》

【组成】白扁豆 250g（微炒），厚朴（去粗皮，姜汁炙熟）250g，香薷 500g（去土）。

【用法】上粗末。每服 9g，水一盏，入酒一分，煎七分，去滓，水中沉冷，连吃二服，立有神效，随病不拘时。

【功效】解表清暑，健脾利湿。

【主治】恶寒发热，腹痛吐泻，头重身痛，无汗，胸闷，舌苔白腻，脉浮。

【方解】香薷为辛温芳香之品，具有解表散寒、祛暑化湿的功效，是夏月解表之要药。厚朴行气除满。白扁豆健脾和中，祛湿消暑。甘草调和诸药。

【加减变化】新加香薷饮，《温病条辨》香薷 6g，银花 9g，鲜扁豆花 9g，厚朴 6g，连翘 6g。以水 5 杯，煮取 2 杯，先服 1 杯，得汗止后服，不汗再服，服尽不汗，再作服。暑温，形如伤寒，右脉洪大，左手反小，面赤口渴，但汗不出者。

麻黄附子细辛汤
《伤寒论》

【组成】麻黄 6g（去节），细辛 6g，附子 9g（炮、去皮）。

【用法】上 3 味，用水 2000mL，先煮麻黄，减 400mL，去上沫，纳诸药，煮取 600mL，去滓，温服 200mL，日 3 服。

【功效】助阳解表。

【主治】素体阳虚，外感风寒，无汗恶寒，发热倦卧，苔白，脉反沉者。

【方解】麻黄发汗解表，开泄皮毛而驱逐邪气外出。附子温补阳气，以鼓动邪气达外。细辛芳香走窜之性强烈，通彻表里，助麻黄解表，协附子散内寒。此三者相伍，在温补里阳的同时宣散表邪。

【加减变化】若伴语声低微，可加人参、黄芪以培补中气；若肢体困重，表湿甚者，加苍术、藿香；若咳喘者，加杏仁止咳平喘。

绝瘴散
《圣济总录》

【组成】麻黄 15g（去节），桂枝 15g（去粗皮），升麻 15g，细辛 15g（去苗叶），干姜、附子 15g（炮裂，去皮脐），防己 15g，蜀椒 15g（去目并闭口，炒出汗），防风 15g（去叉），桔梗 15g（炒），白术 15g，芎䓖 15g。

【用法】上为细散。每服 3g，空心以温酒调下。

【功效】温里化浊，宣透发表。

【主治】辟时气疫疬。

【方解】方中麻黄、桂枝、防风、川芎、细辛辛散以疏解表邪。升麻辛散，祛散外邪，清热解毒。桔梗宣肺去痰利咽。防己，祛风湿，祛下焦湿热。干姜（炮）15g，附子、蜀椒温里，以散内寒。白术，健脾去湿。诸药共用，表里同时兼顾，以达温里化浊、宣透发表之功。

【加减变化】若有汗出，则去麻黄；若内湿甚，脘腹痞满，加厚朴、半夏；若肢体困重，头胀痛，加藿香、佩兰。

十味芎苏散

《千金翼方》

【组成】川芎6g，紫苏、桔梗（去芦）、柴胡（去苗）、茯苓（去皮）、半夏、枳壳、陈皮各3g，干葛4.5g，甘草1.5g（炙）。

【用法】上作1服，水60mL，生姜3片，红枣2枚，煎至30mL，不拘时服。

【功效】芳香化浊，宣透发表。

【主治】治四时瘟疫伤寒。发热头痛，大人小儿初感风寒。

【方解】《神农本草经》记载川芎"辟邪恶，除蛊毒鬼疰。"《景岳全书》中谓紫苏："气味香窜者佳。用此者，用其温散。解肌发汗，祛风寒甚捷；开胃下食，冶胀满亦佳。"川芎、紫苏、柴胡、葛根这些芳香疏散药物，宣透发散以使表邪以出路。茯苓甘淡渗利，半夏燥湿。桔梗宣肺，以调水道。水湿之邪困遏中焦，影响气机，以陈皮、枳壳行气以利水湿。甘草调和诸药。

【加减变化】若发热、无汗，加麻黄；若头重如裹，加藿香；若腹胀，加厚朴；若咳嗽甚，加杏仁。

五苓散

《备急千金要方》

【组成】猪苓、白术、茯苓各12g，桂心9g，泽泻21g。

【用法】上5味，治下筛，水服3g，日三，多饮水，汗出即愈。

【功效】利水渗湿，化气解表。

【主治】主时行热病，但狂言烦躁不安，精彩言语不与人主相当者。

【方解】本方治外感热病而内有水饮之邪内停。方中桂枝辛温，温阳化气而利小便，又可辛散而助外邪疏散以治表证。茯苓、猪苓、泽泻利水渗湿。白术苦温健脾而运化水湿，使脾强以制水。

【加减变化】寒湿之邪重时，可加苍术、藿香、佩兰；发热无汗，加麻黄。

来苏散
《太平惠民和剂局方》

【组成】柴胡（去芦）、甘草（炙）、干姜各60g，肉桂（去粗皮、不见火）、桔梗、防风、荆芥穗、五加皮各30g，芍药15g，麻黄（去节）、陈皮（去白）各45g，黄芪3g（蜜水浸一宿、炙）。

【用法】上为末，每服6g，以水200mL，姜3片，同煎至160mL。热服。不拘时候。

【功效】和解三焦，辟瘴气。

【主治】解利四时瘟疫伤寒。身体壮热，头痛憎寒，项脊拘急，浑身疼痛，渴烦闷乱，大小便涩，嗜卧少力，全不思饮食，及诸气疾，五劳七伤，山岚瘴疟，寒热往来等疾并皆治之。

【方解】方中柴胡、防风、荆芥穗、麻黄疏散外邪，透邪外出。芍药养血敛阴，防止疏散太过。五加皮利水。桔梗宣肺。干姜、肉桂温中散寒。陈皮理气。黄芪补益中气。甘草和中，调诸药。诸多药物共奏和解三焦、辟瘴气之效。

【加减变化】若壮热甚者，加石膏；腹胀呕吐，加生姜、厚朴；心烦者，加栀子、淡豆豉。

神授太乙散
《是斋百一选方》

【组成】川升麻、白芍药、紫苏叶、香附子、干葛、香白芷、陈皮、川芎、青皮、甘草各等分。

【用法】上为粗末。每服9g，水300mL，生姜3片，煎至240mL，去滓，通口服，不拘时候，连进2服。

【功效】疏散风寒，理气和中。

【主治】四时气令不正，瘟疫妄行，人多疾病，及阴阳两感，风寒湿痹。

【方解】升麻、紫苏叶、香附子、干葛、香白芷、川芎为芳香之品，辛散之力强，可疏散外邪、发汗解表。芍药养血敛阴，以防辛散太过。陈皮、青皮可芳香理气，调节气机升降。甘草和中，调和诸药。诸多药物，在疏散外邪的同时，兼顾调畅气机。

【加减变化】如发热头痛，加连须葱白9cm同煎。如中满气噎，加枳壳数片。产妇婴儿老人皆可服。

沃雪汤
《是斋百一选方》

【组成】苍术240g（去皮），厚朴120g（去皮），当归60g（洗），川芎60g，白芍药60g，防风60g，橘皮60g（去白），葛根60g，甘草60g。

【用法】上咬咀。每服9g，水300mL，煎至200mL，去滓，温服。

【功效】温和表里，适顺阴阳。

【主治】四时伤寒，时行瘟疫、风湿、阴阳两感，表证未解，身体壮热，疼痛恶风，声重鼻塞，头痛，四肢项颈烦倦；及雾湿瘴气；触冒寒邪。

【方解】苍术芳香辟秽化湿。厚朴、橘皮行气宽中。当归、川芎、白芍养血活血，使血足而筋荣，络通而风散，助防风、葛根疏散外邪。甘草调和诸药。

圣散子
《太平惠民和剂局方》

【组成】厚朴（去粗皮，姜汁炙）、白术、防风（去芦头）、吴茱萸（汤洗 7 次）、泽泻、附子（炮裂，去皮、脐，一说去土）、高良姜、猪苓（去皮）、藿香（去枝、土）、苍术、麻黄（去根、节）、细辛（去苗）、芍药、独活（去芦）、半夏（汤洗七次、姜汁制）、茯苓（去皮）、柴胡（去芦）、枳壳（去瓤、麸炒）各 15g，甘草 30g（炙），草豆蔻仁 10 个（去皮），石菖蒲 15g。

【用法】上为粗散。每服 12g，水 300mL，煎取 200mL，去滓，热服，不拘时候，取遍身微汗即愈。时气不和，空腹饮之，以辟邪疫。

【功效】温里化浊，疏散外邪。

【主治】伤寒、时行疫疠、风温、湿温，一切不问阴阳两感，表里未辨，或外热内寒，或内热外寒，头项腰脊拘急疼痛，发热恶寒，肢节疼重，呕逆喘咳，鼻塞声重；及食饮生冷，伤在胃，胸膈满闷，腹胁胀痛，心下结痞，手足逆冷，肠鸣泄泻，水谷不消，时自汗出，小便不利，并宜服之。

【方解】防风、藿香、麻黄、细辛、独活、柴胡均为辛散之品，疏散风寒、风湿。芍药养血敛阴，以防辛散太过。附子、高良姜温里散寒。茯苓、猪苓、泽泻利水渗湿。厚朴、枳壳行气。草豆蔻、白术健脾燥湿。石菖蒲芳香走窜之性强，有助于芳香行气化湿。甘草和中，调和药性。本方用药，疏风、温里、化湿、理气，表里兼顾，共奏温里化浊、疏散外邪之效。

【备注】昔在杭州黄州，其年瘟疫大行，满城人皆患其病，危笃不救，每用圣散子，不问阴阳二感，男子妇人，状至危笃，连饮数剂，而汗出气通，连服取瘥。药性小热，而阳毒发狂之人，入口便觉清凉，此药殆不可以常理而论也。若时疫流行，不问老幼良贱，各饮一盏，则时气百病不生，真济世卫家之宝也。其方巢君数世宝之，治此疾百不失一。

水解散
《备急千金要方》

【组成】桂心、甘草、大黄各60g，麻黄120g。

【用法】上四味，治下筛，患者以生熟汤浴，以暖水服3g，日三，覆取汗，或利便瘥。强人服6g。

【功效】发汗解表，内散热结。

【主治】治时行头痛，壮热一二日。

【方解】桂枝发汗解肌，温通经脉。麻黄辛温，发汗解表。大黄内泻腹中热结。四味相伍，表里同治，共奏发汗解表、内散热结之效。

【备注】《延年秘录》有黄芩、芍药各60g。《古今录验》无甘草，有芍药。治天行热病，生疮疼痛及解肌出汗。

赤散
《备急千金要方》

【组成】干姜、防风、沙参、细辛、白术、人参、蜀椒、茯苓、麻黄、黄芩、代赭、桔梗、吴茱萸各30g，附子60g。

【用法】上14味，治下筛，先食，酒服1.5g，日三。

【功效】发汗解表，温里化浊。

【主治】治伤寒头痛，项强身热，腰脊痛，寒热往来有时。

【方解】方中防风、细辛、麻黄辛散，助邪外出。干姜、蜀椒、吴茱萸、附子温阳散寒。人参、白术益气健脾。沙参养阴，防止发散太过。茯苓甘淡渗利。桔梗宣肺。代赭降气。诸多药物，表里双解，以发汗解表，温里化浊。

【加减变化】若兼有脘腹痞满者，加厚朴、生姜、枳实。

治时病表里大热欲死方
《备急千金要方》

【组成】大黄、寒水石、芒硝、石膏、升麻、麻黄、葛根各等分。

【用法】上八味，治下筛，水服3g，日三。

【功效】发汗解表，泻热通腑。

【主治】治时病表里大热欲死。

【方解】方中大黄、芒硝泻下攻积。寒水石、石膏性寒，清热泻火。升麻、麻黄、葛根辛散，以透邪外出。升麻还可清热解毒。本方解表、清热、泻下兼备，以达发汗解表、泻热通腑之效。

【加减变化】若伴有寒热往来，口苦，呕吐，加柴胡以疏解少阳。

崔文行解散
《备急千金要方》

【组成】桔梗、细辛各120g，白术240g，乌头500g。

【用法】上四味治下筛，若中伤寒服7.5g，覆取汗解。若不觉，复小增之，以知为度。若时气不和，旦服7.5g。辟恶气欲省病者服1服，皆酒服。

【功效】祛风解表，温里化痰。

【主治】治时气不和伤寒发热者。

【方解】桔梗宣肺祛痰。细辛辛味浓烈，善走窜，具有祛风散寒的作用，又可温肺化饮，助桔梗化痰。白术益气健脾燥湿。乌头温补肾阳，以助细辛发散。以上四药，祛风解表的同时温里化痰，表里同治。

青 散
《备急千金要方》

【组成】苦参、厚朴、石膏各30g，大黄、细辛各60g，麻黄150g，乌头75g。

【用法】上七味治下筛。觉伤寒头痛发热，以白汤半升和药3g投汤中，熟讫去滓，尽服。覆取汗，汗出，温粉粉之良久。1服不除，宜重服之。或当微下利者，有大黄故也。

【功效】清热燥湿，泻火发表。

【主治】治春伤寒头痛发热。

【方解】苦参苦寒，清热燥湿。石膏清热泻火。厚朴行气宽中。大黄泻下攻积。细辛芳香走窜，通彻表里，既能助麻黄解表，又可鼓动肾中阳气，协乌头温补肾阳。燥湿、泻火、泻下、解表兼顾，表里双解。

【加减变化】若有汗出者，去麻黄，加桂枝；若寒热往来者，加柴胡。

羌活汤
《太平圣惠方》

【组成】羌活 3g（去芦头），桂枝（去粗皮）、川芎、牡丹皮、柴胡（去苗）、桔梗（炒）、升麻、荆芥穗、玄参、甘草（炙，锉）、麻黄（去根节）、木香各 30g，吴茱萸 3g（汤浸焙干炒），牵牛 15g（炒）。

【用法】上粗捣筛，每服 15g，以水一盏半，煎至八分，去滓温服，不拘时候。

【功效】发汗解表，清热凉血。

【主治】治时气更相传染。宜预服此方。

【方解】羌活、桂枝、川芎、柴胡、升麻、荆芥穗、麻黄、吴茱萸皆为辛散之品，相互配伍，以发散表邪，驱邪外出。牡丹皮、玄参清热凉血，防止病邪往血分深入。木香辛散温行。桔梗宣肺。牵牛消痰涤饮。综观，合清热、发表于一方，表里兼顾，预防时期传染。

度瘴发汗青散
《备急千金要方》

【组成】麻黄 105g，桔梗、细辛、吴茱萸、防风、白术各 30g，乌头、干姜、蜀椒、桂心各 35g。

【用法】上十味治下筛，温酒服 3g，温覆取汗，汗出止。若不得汗，汗少不解，复服如法。若得汗足，如故头痛发热，此为内实，当服馺骰丸或翟氏丸。如得便头重者，可以二大豆许，纳鼻孔中，觉燥涕出，一日可三四度，必愈。兼辟时行病。

【功效】发汗解表，温里散寒。

【主治】治伤寒敕色，恶寒发热，头痛项强，体疼。

【方解】方中麻黄、细辛、吴茱萸、防风、桂枝辛散，以发汗解表。桔梗宣肺，以复肺之宣发肃降。白术益气健脾。干姜温中散寒。乌头温补肾阳。蜀椒温中止痛。本方，发汗解表和温中散寒兼顾，表里同治。

【加减变化】若有汗出，去麻黄；项背僵痛甚者，加葛根。

辟瘟丸
《圣济总录》

【组成】玄参 150g（炒），苍术 90g（炒），芎䓖 30g（炒），白芷 30g（炒），羌活 30g（去芦头，生用），甘草 30g（炙，锉），乌头 30g（炮裂，去皮脐），安息香 0.3g，龙脑 1.5g，麝香 1.5g（研）。

【用法】上药除脑、麝外，余捣罗为细末，入脑、麝拌匀，粟米粥为丸，如弹子大，阴干，纱袋盛，安近火处。每服 1 丸，时疾，生姜蜜水磨下；阴毒面青，熟水磨下。

【功效】疏散解表，滋阴散寒。

【主治】伤寒疫疠传染，及头目昏重，项臂拘急，胸膈不通。

【方解】玄参清热凉血，泻火解毒，滋阴。苍术、川芎、白芷、羌活辛散发表。乌头祛风除湿、温经止痛。安息香、龙脑、麝香行气、辟秽。诸药并用，集解表、清热、行气之功，表里双解。

葳蕤汤
《备急千金要方》

【组成】 葳蕤 6g，白薇 6g，麻黄 6g，独活 6g，杏仁 6g，川芎 6g，甘草 6g，青木香 6g，石膏 9g。

【用法】 以水 1600mL，煮取 600mL，去滓，分 3 服，取汗。

【功效】 滋阴清热，宣肺解表。

【主治】 治冬温及春月中风伤寒，发热头眩痛，喉咽干，舌强，胸内痛，心胸痞满，腰背强。亦治风温。

【方解】 本方是针对素体阴虚而又外感风寒而设。葳蕤味甘性寒，滋阴润燥，可润肺养胃、清热生津。白薇苦寒，可清虚热。麻黄、独活、川芎辛散之力强，可解表散邪。杏仁宣肺降气。青木香理气，助杏仁宣统肺气。石膏性寒，清热泻火。甘草清热解毒，调和诸药。

【加减变化】 若一寒一热，加朴硝 0.3g，及大黄 9g 下之。如无木香。可用麝香 0.3g。

第四节　清肺解毒香方

清肺解毒香方，是以由具有清肺解毒作用的香药如升麻、生甘草、大黄等为主组成或在方剂中占有一定比例而组成的芳香方剂，适用于毒闭肺络，以潮热、呼吸困难、喘促不宁、咳嗽、干咳少痰、便秘或下利、甚或谵语、舌绛、苔黄、脉滑数等为主症。疫毒无法透发出去或直中三焦，闭阻肺络，肃降失司。肺与大肠相表里，当痰热阻肺时，会导致肠腑热结，腑气不通；肠腑热结也会加重肺经痰热壅阻。肺热壅甚也可导致肺热下移大肠，大肠传导失司，出现下利色黄热臭。选用芬芳辛烈之品以宣通气血、逐秽解毒。肺中痰热也可上犯心包，导致痰浊之毒蒙闭心包，扰乱神明，出现神志昏蒙，甚至谵语。新冠肺炎患者在疾病发展的中期即可出现以上症状。针对这些症状当以清肺解毒为主要治法。代表方如宣白承气汤、葛根黄芩黄连汤、苏合香丸、升降散等。

宣白承气汤
《温病条辨》

【组成】生石膏 15g，生大黄 9g，杏仁粉 6g，瓜蒌皮 4.5g。

【用法】用水 500mL，煮取 400mL。先服 200mL，不知再服。

【功效】清肺化痰，泄腑攻下。

【主治】阳明温病，下之不通，喘促不宁，痰涎壅滞，大便闭结，脉右寸实大，证属肺气不降者。

【方解】肺气以降为和，肺气肃降正常则六腑之气通畅。杏仁苦降性强，宣发肃降肺气。痰热阻肺，以石膏、瓜蒌皮清热化痰、行气宽胸。大黄逐胃肠积滞，吴鞠通曰："以杏仁、石膏宣肺气之痹，以大黄逐肠胃之结，此脏腑合治法也"。此方集清肺热、宣肺和通腑气于一体，共奏清肺化痰，泄腑攻下的功效。

【加减变化】喘促者，加葶苈子；痰盛者，加贝母、天竺黄等。

麻黄杏仁石膏甘草汤
《伤寒论》

【组成】麻黄9g（去节），杏仁9g（去皮尖），甘草6g（炙），石膏18g（碎、绵裹）。

【用法】上四味，以水1400mL，煮麻黄，减400mL，去上沫，内诸药，煮取400mL，去滓，温服200mL。

【功效】宣肺平喘，清解肺热。

【主治】表邪未解，邪热壅肺之热证实喘。身热不解，有汗或无汗，咳逆气急，甚则鼻煽，口渴，舌苔黄，脉浮而数。

【方解】方中麻黄宣肺气平喘；石膏辛甘大寒，清泄肺热。二者配合一辛温宣肺，一辛寒清肺。杏仁止咳平喘，配合麻黄宣发肺气，以解肺气之郁闭。甘草益气和中，调和诸药。方中四药合宣、清、降。

【加减变化】肺热甚者，加重石膏，加黄芩、知母；痰黄稠，加瓜蒌、桔梗。

白虎汤
《伤寒论》

【组成】知母18g，石膏30g，炙甘草6g，粳米15g。

【用法】水煎至米熟汤成，去滓温服。

【功效】清热生津。

【主治】阳明气分热盛证。症见壮热面赤，烦渴引饮，汗出恶热，脉洪大有力或滑数。

【方解】石膏清热生津，止渴除烦。知母清热养阴。生甘草清热泻火，调和诸药，可配合粳米益胃护津。

【加减变化】　热毒甚者，加板蓝根、大青叶等；津伤重者，加天花粉、芦根等；肺热咳喘者，加杏仁、鱼腥草等。

升降散

《伤寒瘟疫条辨》

【组成】　生大黄 12g，僵蚕 6g，蝉蜕 3g，广姜黄 1.2g。

【用法】　共为细末，姜汁打糊为丸，重 3g 一枚，大人服 1丸，小儿半丸，蜜水调服。

【功效】　升阳散火、泻热解毒。

【主治】　"热毒充斥三焦，症见"，包括壮热、自汗、大渴、头痛、谵语、神昏、头面咽喉肿痛等。

【方解】　本方旨在升清降浊，调畅气机，宣散郁火。僵蚕味辛苦，轻浮而升，能祛风胜湿，清热解郁。蝉蜕祛风胜湿，涤热解毒。姜黄大寒苦平，喜祛邪伐恶，理血中之气，利肝胆而散郁。大黄味苦而大寒，能下降泻火。僵蚕，蝉蜕升阳中清阳，姜黄、大黄降阴中浊阴，升降配合，调畅气机。

【加减变化】　热甚者，加黄芩、黄连；湿气重者，加藿香、佩兰。

解毒活血汤

《医林改错》

【组成】　连翘 6g，葛根 6g，柴胡 9g，当归 6g，生地 15g，赤芍 9g，桃仁 24g（研），红花 15g，枳壳 3g，甘草 6g。

【用法】　水煎服。

【功效】　清热解毒，凉血活血。

【主治】　瘟毒吐泻初起。

【方解】方中连翘、葛根、柴胡清热解毒。生地清热凉血。赤芍、桃仁、当归、红花相伍以活血祛瘀。少量枳壳理气，气行则血行，以助活血。甘草既可配合清热解毒，又可调和诸药。本方清热、解毒、祛瘀相结合，以达清热解毒，凉血活血之效。

沉香丸
《圣济总录》

【组成】沉香 15g（锉），丁香 15g，薰陆香 15g，犀角屑 20g，升麻 20g，木香 20g，羚羊角屑 20g，黄芩 20g（去黑心），栀子仁 20g，鬼臼 30g，麝香 3g（研），芒硝 30g，大黄 30g（锉炒）。

【用法】上捣研为末，令匀，炼蜜和丸，如梧桐子大。每服 10 丸至 20 丸。米饮下。

【功效】清热解毒，芳香行气。

【主治】治时行瘟疫恶气，热毒攻心，胁气满胀急，及注忤鬼气。

【方解】沉香、丁香、薰陆香、麝香、木香辛香走窜之性强，芳香行气，消除因气滞而导致的胀满。犀角、羚羊角、升麻清解热毒。黄芩、栀子仁清热泻火。鬼臼祛痰散结，解毒。芒硝、大黄泻下攻积。

泻白散
《小儿药证直诀》

【组成】地骨皮、桑白皮（炒）各 30g，甘草 3g（炙）。

【用法】上锉散。入粳米一撮，水 400mL，煎 280mL，食前服。

【功效】清泻肺热，平喘止咳。

【主治】肺热咳喘证。症见肺热壅盛，气喘咳嗽，甚则气急，皮肤蒸热，发热日晡尤甚，舌红苔黄，脉数。

【方解】地骨皮清降肺中伏火。桑白皮有清泻肺热、平喘止咳。炙甘草、粳米养胃和中培补肺气。四药合用，达到清泻肺热、平喘止咳的功效。

【加减变化】肺热甚者，加知母、黄芩；热伤津，口渴者，加天花粉。

第五节　温里化浊香方

温里化浊香方，是以气味芳香的温热药物如干姜、细辛等或芳香化湿类药物如苍术、厚朴等为主组成的具有温里散寒、辟秽化浊作用，以温化寒湿，治疗寒湿病证的方剂。脾胃虚寒，容易导致水液代谢失常，湿浊内停，困阻中焦，进一步又加重了脾胃升降失常的病理状况。脾胃虚寒，寒湿中阻会出现脘腹疼痛、不欲饮食、肢体困倦、呕吐泄泻、舌苔白腻、脉沉等症状。《神农本草经疏》云："凡邪恶气之中人，必从口鼻而入。口鼻为阳明之窍，阳明虚，则恶气易入。得芬芳清阳之气，则恶气除而脾胃安矣。"《本草纲目》云："按《素问》云：五味入口，藏于脾胃，以行其精气。津液在脾，令人口甘，此肥美所发也。其气上溢，转为消渴。治之以兰，除陈气也"。又云："中气不运，皆属于脾，故中焦气滞宜之者，脾胃喜芳香也。""土爱暖而喜芳香"。可见，当脾胃失常时，当芳香之品温中、化浊、行气。患者临床表现中的乏力倦怠、呕吐腹泻、纳差等寒湿之邪内困中焦而引起的，治疗当以温阳散寒、化湿和中。香药气味辛香，能祛除秽浊之气，又可燥湿运脾、健运脾胃，典型的药物有苍术、厚朴、干姜、生姜、砂仁、丁香、白术等。代表性的香方有平胃散、藿朴夏苓汤、五香散等。

平胃散
《太平惠民和剂局方》

【组成】苍术 2500g，厚朴（姜制）、陈皮（去白）各 1500g，甘草 900g（炙）。

【用法】上为细末。每服 6g，以水 200mL，入生姜 2 片，干枣 2 枚，同煎至 140mL，去姜、枣，带热服。

【功效】燥湿运脾，行气和胃。

【主治】脾土不运，湿浊困中，胸腹胀满，口淡不渴，不思饮食，或有恶心呕吐，大便溏泄，困倦嗜睡，舌淡，苔白厚腻。

【方解】苍术苦辛温，燥湿健脾。厚朴苦温芳香，行气散满，助苍术除湿。陈皮理气化痰，合厚朴以调气机升降。甘草、姜、枣调和脾胃，和中气以助运化。诸药相配，共奏燥湿运脾、行气和胃之效。

【加减变化】1. 香连平胃散，出自《症因脉治》。组成：川黄连、木香、熟苍术、厚朴、陈皮、甘草。主治疫痢湿热，满闷不舒者，食积发热，腹痛作泻。

2. 不换金正气散，出自《太平惠民和剂局方》。组成：厚朴（去粗皮，姜汁制）、藿香、甘草、半夏（煮）、苍术（米泔浸）、陈皮（去白）各等分。功效：解表散寒，化湿和中。主治感冒四时不正之气，头痛发热，呕吐泄泻者。

3. 平陈散，出自《症因脉治》。苍术 6g，半夏 6g，甘草 2g，厚朴 4g，陈皮 4g，赤茯苓 4g。适用于脾胃运化不食，湿痰内阻，胸膈痞闷，或有呕吐泄泻。

桂心汤
《圣济总录》

【组成】桂枝 30g（去粗皮），干姜 30（炮），半夏 30g（汤洗去滑，炒）。

【用法】上为粗末。每服 7.5g，水 200mL，加生姜 3 片，煎至 120mL，去滓，空心温服。

【功效】温脾散寒，降逆止呕。

【主治】脾胃虚寒，呕吐不止。

【方解】桂枝温阳化气，干姜温中散寒。半夏辛温，燥湿化痰，降逆止呕。三味合用，以奏温脾散寒、降逆止呕之效。

【加减变化】若湿气重，加藿香、佩兰、苍术；若有外感风寒，加荆芥、防风。

藿朴夏苓汤
《医原》

【组成】藿香 6g，半夏 4.5g，赤苓 9g，杏仁 9g，生薏苡仁 12g，白蔻仁 3g，通草 3g，猪苓 9g，淡豆豉 9g，泽泻 4.5g，厚朴 3g。

【用法】水煎服。

【功效】芳香化浊，行气渗湿。

【主治】湿温初起，身热不渴，肢体倦怠，胸闷口腻，舌苔白腻，脉濡缓。

【方解】本方用芳香之品疏散表之湿邪，淡豆豉、藿香芳香疏散，宣透表湿；又以芳香之品温化水湿，藿香、白蔻仁、厚朴芳香化湿。厚朴、半夏燥湿运脾，运化水湿。杏仁开泄肺气，以通调水道。茯苓、猪苓、泽泻、苡仁淡渗利湿，使湿邪从小便而出。

【加减变化】若湿中蕴热，可加竹叶、黄连、连翘等；表湿甚，加佩兰。

丁香丸
《传信适用方》

【组成】丁香、木香、白术、干姜、半夏各等分。

【用法】上为末，姜汁糊丸，如梧桐子大。每服 20~30 丸，食前米饮送下。

【功效】温中降逆。

【主治】胃寒吐逆。

【方解】丁香温中降逆，木香行气导滞。《神农本草经》载木香"辟毒疫温鬼"，木香芳香之气可辟秽化浊。白术燥湿健脾。干姜温中散寒。半夏协白术以燥湿，协丁香以降逆止呕。五味配伍，以温中降逆。

避瘟疫药干散
《肘后备急方》

【组成】大麻仁、柏子仁、干姜、细辛各 3g，附子 1.5g，炮。

【用法】上为散。正旦以井华水，举家各服 3g。

【功效】温里散寒，祛秽邪积。

【主治】主辟瘟疫疾恶，令不相染着气。

【方解】附子辛温，温肾壮阳，散寒止痛。细辛辛香，走窜性强，协附子以鼓动肾阳。干姜温中散寒。麻子、柏实润肠通便。综观，五味配伍，共奏温里散寒、祛秽邪积之效。

五香散
《太平惠民和剂局方》

【组成】木香、丁香、沉香、乳香、藿香各等分。

【用法】每服 9g，水 300mL，煎至 240mL，去滓，食后温服。

【功效】升降诸气，宣利三焦，疏导壅滞，发散邪热。

【主治】感受秽恶之气，咽喉肿痛者。

【方解】此方皆为芳香之品，芳香辟秽化浊之性强。木香行气止痛，调中导滞。丁香长于温中散寒、降逆止呕。沉香行气止痛，温胃散寒，降逆止呕。木香、丁香、沉香升降诸气，调理气机。乳香活血化瘀，消肿止痛，瘀血去则气血通。藿香祛风散寒祛湿，发散外邪，外邪去则咽喉肿痛可消。

老君神明白散
《肘后备急方》

【组成】苍术 30g，附子 90g，乌头 120g，桔梗 75g，细辛 30g。

【用法】捣，筛，正旦服 1.5g，一家喝药，则一里无病，此带行所遇，病气皆消。若他人有得病者，便温酒服之 3g，亦得。病已四五日，以水 600mL，煮散，服 200mL，覆取汗出也。

【功效】辟瘟疫。

【主治】主治瘴气疫疠，温毒。

【方解】苍术可辟时行恶疫。附子、乌头温补肾阳，细辛助其鼓动肾阳以辟邪入。桔梗宣肺以疏散外邪，防邪侵犯。五味药物相互配合，以扶阳气而御邪气于外。

苏和香丸
《苏沈良方》

【组成】苏合香、白术、朱砂、沉香、诃子肉、丁香、木香、香附子、白檀香、乌犀屑、乳香、荜茇、安息香各30g，麝香、龙脑各15g。

【用法】上为末，炼蜜丸，如鸡头实大。每服1丸，温酒嚼下，人参汤亦得。

【功效】芳香开窍，行气止痛。

【主治】治肺痿客忤，鬼气传尸，伏连等疾，卒得心痛，霍乱吐痢，时气。

【方解】方中运用了大量的芳香之品，以芳香之品，其中苏合香、麝香、冰片、安息香芳香开窍；木香、白檀香、沉香、乳香、丁香、香附芳香行气，芳香辟秽化浊；荜茇芳香温里。白术补气健脾，燥湿化浊。诃子肉收涩敛气防止辛香耗散。水牛角清心解毒，朱砂重镇安神。综观，本方配伍重视芳香的作用，兼具芳香开窍、芳香行气、芳香化浊、芳香温里，以达芳香开窍，行气止痛的目的。

第六节　化痰润肺香方

化痰润肺香方主要是由润肺化痰之药组成，针对燥热伤津而炼液成痰的病症。临床主要表现为咳嗽，咳痰不爽，或痰黏成块，口鼻干燥，舌干少津等。代表方如麦门冬汤等。

麦门冬汤
《金匮要略》

【组成】麦门冬42g，半夏6g，人参6g，甘草6g，粳米9g，大枣4枚。

【用法】上6味，以水2400mL，煮取1200mL，温服200mL，日3夜1服。

【功效】清养肺胃，降逆化痰。

【主治】咳嗽，咯痰不爽，口干咽燥，手足心热，舌红少苔，脉虚数。

【方解】《本草汇言》云："麦门冬，清心润肺之药也。"本方以麦门冬清肺胃虚热，养肺胃之阴。半夏降逆下气，化痰。半夏虽为温燥之品，但大剂量的麦门冬制约其燥性，而取其化痰之性。人参、甘草、粳米、大枣益气养胃。本方麦门冬、半夏的剂量为最大，故润肺化痰之性强。

【加减变化】若痰多者，加贝母、瓜蒌；燥热甚者，加玄参。

百合固金汤
《慎斋遗书》

【组成】熟地黄9g，生地黄6g，麦门冬4.5g，贝母、百合、当归、炒芍药、甘草各3g，玄参、桔梗各2.5g。

【用法】水煎服。

【功效】养阴清热，润肺化痰。

【主治】 肺肾阴亏，虚火上炎，症见咽燥口干，咳嗽气喘，痰中带血，午后潮热，舌红少苔，脉细数。

【方解】 百合润肺滋清肺止咳。生地、玄参、麦冬滋养肺肾，降虚火；熟地黄、当归、白芍滋阴养血。桔梗、贝母宣肺祛痰止咳。甘草调和诸药，祛痰止咳。

【加减变化】 痰多色黄，加瓜蒌、桑白皮等；咳喘甚者，加杏仁、款冬花、五味子等。

第七节　止咳定喘香方

止咳定喘香方，是由具有止咳定喘功效的芳香类药物如苏子、杏仁、沉香、款冬花等为主组成，并且芳香药物在方剂中占有一定比例而组成的方剂，适用于肺气上逆之证。症见咳嗽、气喘，治以降气祛痰，止咳定喘之法。代表方如前胡汤、射干麻黄汤、定喘汤等。

麻黄汤
《备急千金要方》

【组成】 麻黄12g，甘草3g，桂心9g，五味子12g，半夏6g，生姜6g。

【用法】 上㕮咀。以水1000mL，煮取400mL，每服20mL，大小节度服之。

【功效】 宣肺平喘，止咳降气。

【主治】 咳逆上气，喘促不能安卧。

【方解】 方中麻黄宣肺平喘。桂枝温阳化气，温化肺中水饮，生姜发散肺中水气，两者助麻黄宣肺平喘。五味子敛肺止咳。半夏燥湿化痰。甘草止咳平喘，调和诸药。诸药配合，以宣肺平喘，止咳降气。

【加减变化】伴喉中痰鸣者，加射干、款冬花。

射干麻黄汤
《金匮要略》

【组成】射干9g，麻黄12g，生姜12g，细辛9g，紫菀9g，款冬花9g，大枣7枚，半夏9g，五味子3g。

【用法】上9味，以水2400mL，先煮麻黄2沸，去上沫，内诸药，煮取600mL，分温3服。

【功效】宣肺祛痰，下气止咳。

【主治】痰饮郁结，气逆喘咳证，症见咳而上气，喉中有水鸡声，或胸膈满闷，或吐痰涎，苔白或腻，脉弦紧或沉紧。

【方解】射干利咽消痰。紫菀、款冬花下气止咳化痰。麻黄、生姜辛散，以疏散外邪，宣发肺气。细辛温肺化饮。半夏燥湿化痰，降气逆。五味子敛肺止咳，以防辛散之品温燥太过。大枣安中。本方配伍严谨，共奏宣肺祛痰，下气止咳之功。

【加减变化】若有热象者，加石膏、黄芩；兼水肿者，加猪苓、茯苓。

定喘汤
《摄生众妙方》

【组成】白果20个（去壳，砸碎，炒黄色），麻黄9g，款冬花9g，桑白皮9g（蜜炙），苏子6g，甘草30g，杏仁4.5g（去尖皮），黄芩4.5g（微炒），法制半夏9g。

【用法】上药以水90mL，煎煮60mL，作2服。每服

30mL，不拘时候，徐徐服。

【功效】宣肺降气，清肺化痰。

【主治】痰热内蕴而导致的咳喘。咳喘气急、痰多色黄、苔黄腻、脉滑数等。

【方解】麻黄宣肺止咳平喘。白果敛肺祛痰定喘，防麻黄宣散太过。桑白皮泻肺平喘。黄芩清肺中蕴热。杏仁、苏子、半夏、款冬花降气以平喘止咳。甘草生用，调和诸药，止咳化痰。

【加减变化】肺热甚者，加石膏；咳痰多稠者，加瓜蒌。

桂心汤
《圣济总录》

【组成】桂枝（去粗皮）75g，麻黄（去节，煮，掠去沫，焙）15g，甘草（炙）15g，款冬花（焙）15g，杏仁15g（汤退去皮尖双仁，麸炒）。

【用法】上为粗末。每服4.5g，水200mL，煎至140mL，去滓温服，日3次。

【功效】宣肺降气，止咳化痰。

【主治】肺中寒，咳唾喘息。

【方解】麻黄宣肺平喘。桂枝温阳化气，温而散肺中之寒。款冬花降气止咳化痰。杏仁宣肺降气止咳，助麻黄宣肺平喘。甘草止咳化痰，调和诸药。诸药合用，肺气得以正常宣降，咳嗽喘促得解。

【加减变化】肺热者，加石膏、鱼腥草；痰多者，加半夏。

第八节 补虚固本香方

补虚固本香方，是以由具有补虚固本功效的芳香类药物如白术、甘草、麦门冬等为主组成并且芳香药物在方剂中占有一定比例而组成的方剂，适用于虚证。疫疠之邪属于毒邪，最为伤人正气。故在治疗中要时刻培补正气，补虚固本。疫疠患者在疾病发展过程中会出现少气无力、神疲倦怠，食欲不振等虚弱之象，尤其是在疾病恢复期时正气耗损严重。为此，当以补虚固本之法。代表方如香砂六君子汤、沙参麦冬汤等。

香砂六君子汤
《古今名医方论》

【组成】人参3g，白术6g，茯苓6g，甘草2g，陈皮2.5g，半夏3g，砂仁2.5g，木香2g。

【用法】上加生姜2钱，水煎服。

【功效】益气，健脾，化痰。

【主治】脾胃气虚，痰湿内阻。

【方解】人参甘温，益气健脾。茯苓健脾渗湿。白术健脾燥湿，加强人参的补益之力。半夏燥湿化痰。木香芳香行气、芳香化湿。陈皮助木香行气，助半夏化痰。砂仁主醒脾调胃，芳香而和五脏之气。甘草和中，调和药性。综观，本方补虚、渗湿、化痰，祛邪而固护正气，脾胃健运而诸症自除。

【加减变化】腹胀满者，加厚朴、陈皮；脾胃虚寒者，加干姜、附子；呕者，加半夏。

沙参麦冬汤

《温病条辨》

【组成】沙参 9g，玉竹 6g，生甘草 3g，冬桑叶 4.5g，麦冬 9g，生扁豆 4.5g，花粉 4.5g。

【用法】水 5 杯，煮取 2 杯，日再服。

【功效】清养肺胃，轻宣余邪。

【主治】治燥伤肺胃阴分，津液亏损，咽干口渴，干咳痰少而粘，或发热，脉细数，舌红少苔者。

【方解】沙参、玉竹、麦冬养阴润肺。花粉生津止渴而养阴。桑叶轻宣而散余邪。生扁豆健脾和中化湿。生甘草清解余毒，和胃，调和诸药。

【加减变化】久热久咳者，加地骨皮。

第九节　各类外用香方

治时气瘴疫浴汤方

《普济方》

【组成】桃枝叶 300g，白芷 90g，柏叶 150g。

【用法】上为散。每服 9g，煎汤浴之，极良。

赤散方

《肘后备急方》

【组成】牡丹 1.5g，皂荚 1.5g（炙），细辛、干姜、附子各 1g，肉桂 0.5g，真珠 1.5g，蹢躅 1.5g。

【用法】捣，筛为散。初觉头强邑邑，便以少许纳鼻中，吸之取吐，温酒服 3g，覆眠得汗，即瘥。晨夜行，及视病，亦宜少许。以纳粉，粉身佳。牛马疫，以 3g 着舌下，溺灌，日三四度，甚妙也。

【功效】御时行邪气。

虎头杀鬼方

《肘后备急方》

【组成】虎头骨 150g，朱砂、雄黄、雌黄各 45g，鬼臼、皂荚、芜荑各 30g。

【用法】捣，筛，以蜡蜜和如弹丸，绛囊贮系臂，男左，女右，家中悬屋四角，月朔望夜半，中庭烧 1 丸，一方有菖蒲、藜芦，无虎头、鬼臼、皂荚，作散带之。

人马平安散

《张氏医通》

【组成】冰片、麝香、飞过明雄、飞过朱砂各 1.5g，牙硝 3g。

【用法】共为细末，磁瓶紧收勿泄气，男左女右以少许点目大眦。用此入时疫病家则不沾染。

【功效】开窍、辟秽、解毒。

【主治】治时疫毒气，痧胀腹痛，并治六畜瘟。

通气散

《杂病源流犀烛》

【组成】元胡索 4.5g，皂角川芎各 3g，黎芦 1.5g，踯躅花 0.8g。

【用法】用纸燃蘸药，搐于鼻中取嚏，日三五次。

【功效】通窍除毒。

太乙流金散
《备急千金要方》

【组成】雄黄 90g，雌黄 60g，矾石 45g，鬼箭 45g，羖羊角 60g。

【用法】上为散，三角绛囊贮 30g，带心前并门户上。月旦青布裹 1 刀圭，中庭烧，温病人亦烧熏之。

【主治】辟瘟气。

雄黄散
《备急千金要方》

【组成】雄黄 150g，朱砂（一作赤术）60g，菖蒲 60g，鬼臼 60g。

【用法】上为末。以涂五心、额上、鼻、人中及耳门。

【主治】辟温气。

杀鬼丸
《胡洽方》

【组成】雄黄 150g，朱砂 150g（研），鬼臼 150g，鬼督邮 150g，雌黄 150g（研），马兜铃 150g，皂荚 150g（炙），虎骨 150g，阿魏 150g，桃白皮 150g，菖蒲 150g，石硫黄 150g（研），甲香 30g，白胶香 30g，羚羊角屑蜡蜜 4000g（炼）。

【用法】上捣筛 16 味。蜡蜜和丸，如弹子大，往辟瘟处烧之，杀鬼去恶，若大疫家，可烧并带行。忌生血物羊肉饧。

粉身散
《备急千金要方》

【组成】川芎、白芷、藁本各等分。

【用法】上药治下筛。

【主治】辟温病。

避瘟丹
《太医院秘藏膏丹丸散方剂》

【组成】乳香、降香、苍术、细辛、川芎、甘草、枣各等分。

【用法】上药为末，枣肉为丸，如芡实大。遇瘟疫大作之时，家中各处焚之。

【主治】令瘟疫不染。

乌头赤散
《备急千金要方》

【组成】乌头 45g，皂 15g，雄黄、细辛、桔梗各 30g。

【用法】上六味治下筛，清酒或井华水服 1 刀圭，日 2，不知稍增，以知为度。除时气疫病，若牛马六畜中水行疫，亦可与 3g，人始得病 1 日时，服 1 刀圭，取 2 大豆许，吹注两鼻孔中。

【主治】治天行疫气病。

辟秽丹

《医方类聚》

【组成】细辛 15g，甘松 30g，川芎 60g。

【用法】上为细末，水为丸，如弹子大，久窖为妙。每烧 1 丸。加麝香少许尤好，无亦可。

【主治】避秽气。

赤小豆丸

《太平圣惠方》

【组成】鬼臼 15g，赤小豆 9g，鬼箭羽 15g，朱砂 15g（细研），雄黄 15g（细研），阿魏 15g（别研）。

【用法】每用 1 丸，以绯绢系中指上，男左女右，嗅之。如未愈，即以井花水服 1 丸，即愈。上为末，用酒、阿魏和膏为丸，如梧桐子大。

【功效】辟伤寒瘟疫瘴疬，令不相染。

第 五 章

疫疬防治的常用香品

第一节 燃 香

早在 6000 年前的祭祀活动中就使用燃烧柴木、烧祭祭品的方式表达对上天、神灵的敬畏，通过燃烧的方式，将美味的食物以及烧燎芬芳的植物敬奉上天，以传达祈求祝福的美好心愿。燃烧作为沟通天地的手段，将香的令人享受的感受传达神灵，这是带有历史烙印的"燃香"与"香熏"。

燃香为长条形的可燃之香，属于有形之香的范畴，一般指将香制成条状、块状或球状，用于燃烧产生烟雾，并通过嗅觉系统进入人体。在相对密闭的环境内，香熏还能使物品（如服饰）析入芳香之气味。特殊的香药通过燃烧产生的烟雾，通过嗅觉感官进入人体后的，增强人体免疫力的同时，可预防疫毒对人体的侵害。

《周礼·秋官·翦氏》中记载："翦氏掌除蠹物，以攻禜攻之。以莽草熏之，凡庶蛊之事。"可见，周人已知用熏香驱灭虫类驱疫的方法。

《后汉书·钟离意传》记载，"蔡质《汉官仪》曰'尚书郎入直台中，官供新青缣白绫被，或锦被，昼夜更宿，帷帐画，通中枕，卧旃蓐，冬夏随时改易。太官供食，五日一美食，下天子一等。尚书郎伯使一人，女侍史二人，皆选端正者。伯使从至止车门还，女侍史絜被服，执香炉烧熏，从入台中，给使护衣服'也。"可见当时用香熏烤衣被是宫中的定制。

晋代《肘后备急方》中亦有用雄黄、朱砂等药物制成太乙流金方等可起到预防疫病的香品，在室内烧熏以消毒。

随着燃香技术的进步与发展，可独立燃烧的烟柱的香品应运而生。《香灰解》中记录"狱中秽气郁蒸，久在内者，习不自知，从外乍进，则臭不可堪，乃以棒香一茎，插坐前砖缝中焚中"，燃烧棒香以除狱中污浊之气，可见明代习用燃香除浊气，因此明人杨爵才将此记录于文中。

线香的制作技术更是代表了燃香自由稳定的技术的重大进步。明代医家李时珍的《本草纲目》中记载用"线香"入药。"今人合香之法甚多，惟线香可入疮科用。其料加减不等，大抵多用白芷、独活、甘松、山奈、丁香、藿香、藁本、高良姜、茴香、连翘、大黄、黄芩、柏木、兜娄香末之类，为末，以榆皮面作糊和剂"。李时珍用线香"熏诸疮癣"，方法是点灯置桶中，燃香以鼻吸烟咽下。除此之外，还可"内服解药毒，疮即干"。又载："乳香、安息香、樟木并烧烟熏之，可治卒厥""沉香、蜜香、檀香、降真香、苏合香、安息香、樟脑、皂荚等并烧之可辟瘟疫"。这种将混有多种香料的燃香，不仅体现配伍的个性化优势，也可使香气持久、浓郁，从而达到良好的预防效果。

明清时代，香熏辟疫的方式已深入民心，渐以为习俗。清代著名医学家赵学敏《本草纲目拾遗》中所附载的曹府特制的"藏香方"，由沉香、檀香、木香、母丁香、细辛、大黄、乳香、伽南香、水安息、玫瑰瓣、冰片等 20 余味气味芳香的中药研成细末后，用榆面、火硝、老醇酒调和制成香饼。赵氏称藏香有开关窍、透痘疹、愈疟疾、催生产、治气秘等医疗保健的作用。因为制作藏香所用的原料本身就是一些芳香类的植物中药，用其燃烧后产生的气味，可以用来除秽杀菌、祛病养生。

近些年，一种人体生物节律调节剂药物，也是通过嗅觉熏疗防病治病的。其主要成分有山参、血茸、琥珀、赤芍、蛇胆、牛黄、白芷、蜂房、葛根、甘松、没药、冰片、薄荷、沉香、檀香、乳香、木香、丁香、藿香、苏合香、返魂香、安息香、零陵香、香排草等几十种中药。其主要功能为调理气血、平衡阴阳、恢复并保持人体正常生物节律，提高机体抵抗力。

一般来说，相对于北方而言，南方熏香更为普遍，原因一正如周邦彦《满庭芳》里所说"地卑山近，衣润费炉烟"；二就是南方多瘴疠，用熏香驱邪辟秽去疾的观念非常普遍，正如明代屠隆在《考盘余事·香笺》里论香所言，"仓山极目，未残炉热，香雾隐隐，绕帘又可祛邪辟秽，随其所适，无施不可"。《颜氏香史》中也说到"不徒为熏洁也，五脏惟脾喜香，以养鼻通神，观而去尤疾焉"；还有就是南方多水，多水则蚊虫易于繁殖，熏香是驱除蚊虫的好办法。

通过燃香、熏香达到防疫的目的，除通过燃香产生的烟雾传达于机体后产生效果外，通过燃香、熏香也可静心平气，从而调整机体状态，有助于身体抗击外来疫疠之气对人体的侵害。

第二节　生　香

　　天然香料取自于动物、植物具备芬芳气味的部位，依照制作的过程区分，如香材经过清洗、干燥等简单切割加工，就可以当作香品使用，可以直接用肉眼辨识，如常见的檀香木块、沉香木片等。将香木的树根、树干、树枝与树皮等部位加工碾磨成粉末状，能散发更多的气味，容易燃烧或再进一步加工成线香、盘香等香品，常见的有檀香粉、沉香粉等。香草植物则多是直接将叶、茎等加工切碎后使用，如藿香、茅香、泽兰等。这类香品的形态大多保存固有的外观特征，仅作简单的物理处理、加工，称为生香。

一、沉香

　　沉香的英文名称为 Aloewood，在东方称作琼脂，是由 Aguilaria agallocha 树种产生病变，这种病变的结果，使树脂瘤经由吸收沼泽中的水土精华而结成。

　　沉香木刚开始时还不能称为沉，必须埋藏在沼泽之中，经由侵蚀，木头开始腐朽，经过很长的一段时间，木质部分因腐朽而去除，只剩下树脂瘤，才叫作"沉"。

　　沉可以说是近乎化石状况的一种东西，是吸收了整个大地的精华所产生的。其实它并不属于原有树木部分，而是这种树种的病变部分所产生的新物质。沉香的采集，十分危险，必须经过原始森林，穿越山崖而采集，大多要冒生命危险才能采到。正由于沉香的形成须经漫长岁月，再加上采集不易，因此沉香自然十分珍贵价昂。

　　沉香其气味香如蜜，所以又称为蜜香。古印度药书中曾记载焚烧沉香，其熏烟可使身体染上香味，并可用来作为治愈外伤及伤口的镇痛剂。古代中国、印度及伊斯兰教，都有教徒远赴荒凉偏僻的产地寻找沉香木的记载。原始沉香木经过清洗、干燥等简单切割加工，制成沉香木片，具有芳香悦人、舒缓压力、驱虫不杀虫的功效。此外，还可将沉香木研磨成粉末状后使用，制成沉香末。在佛教进行供养仪轨时，可以直接将香末撒布于道场或塔庙的范围之内，也可掺和在油、水之中做成涂香，涂抹在人的身体上。

二、檀香

旃檀，为檀香科常绿乔木，产于印度、中国、泰国。檀香是极为常见的香料，经常作为东方庙宇焚香之用，及火葬时的高级燃材。旃檀树的茎干通常高达二三十尺，木质密致有香味，常用来雕刻或制成佛具；根部如果研磨成粉末，则可以作香，就是旃檀香或称檀香，也可制成香油，称之为檀油。檀香木可分为：紫檀、黄檀与白檀。此外，一般又有老山檀木与新山檀木之分。

檀香除了是一种很好的香料外，也有药用。由檀木中所抽出的叫檀油。它有消灾、去暑、提神醒脑、润滑皮肤等功效，对手龟裂、富贵手、黑斑、蚊虫咬伤等皮肤症状有特别的药效。在盘尼西林等抗生素没有发明之前，这是对抗皮肤恶症最好的药物之一。以前有很多恶性的皮肤病，都是用檀油来治疗。印度所产的檀木，它的油产率，约在4%～6%，而印度尼西亚檀本差不多在3%～5%，印度所产的檀油，品质也较佳。枝干切碎后，经过蒸馏提炼成檀香油，可以涂在身上，作为香水使用。檀香精油可淡化疤痕、细纹，滋润肌肤，预防皱纹的生成，镇静安神，能安抚神经紧张和焦虑，使人放松。

三、郁金

此种植物并非现在常见的郁金香花（tulip）而是一种香草。

郁金香以根部的香味而闻名。郁金的根干燥、磨粉之后，再加入芳香剂，可以制成爽身粉，常为印度的妇女所使用。从姜黄中可获得一种类似的芳香粉。将郁金和檀香一起加水磨成泥状，涂在皮肤上可以杀菌，预防皮肤病。在密乘佛教仪式中，也会使用郁金作为涂坛的五色染料，或浴佛的清净五色水之一。

四、合欢

合欢，产于热带亚洲，又称为尸利沙树（梵名 sirisa）。是产于印度的一种香木，树胶可以制成香药。

《金光明最胜王经》卷七将其列为三十二味香药之一，称为"尸利洒"。《合部金光明经》中则注指尸利沙就是合欢。属豆科落叶乔木，夏季开花为淡红色。树皮可提炼为胶汁，干燥后可入药，性平味甘，其功用安神、解郁、活血，主治气郁胸闷、失眠、跌打损伤、胁痛等。合欢树，也称"马缨花"树，或称为绿氏树。尸利沙树乃阔叶合欢，高可达二十四公尺，荚果长约 20～30 厘米。

五、木槵子

木槵子在《本草纲目》中列有"无患子条"，共举出木槵子的七种别名，即：桓、林患子、噤娄、肥珠子、油珠子、菩提子、鬼见愁。在《酉阳杂俎续集》中说，无患木焚烧时，味道极香，可僻除恶气。木槵子，又作木患子、无患子，梵名作阿唎瑟迦紫，在《千手合药经》说：如果修行者要降伏大力凶猛的鬼神，只要砍取一根阿梨迦柴树，以真言加持二十一遍，然后供入火坛中，即可降伏鬼神而平安无事。而崔豹《古今注》中也记载：从前有一个神巫叫宝眊,. 能以画符念咒召集百鬼，再用无患子树棒打杀。人们认为这种树为众鬼所惧，所以称之为无患子。木槵子树高七八米，夏季会开黄色小花，开花之后结果实，外形圆润，果皮坚硬；里面有种子，颜色黑且坚硬，可以作为念珠。所以《木槵子经》中说："若欲灭烦恼障、报障者，当贯木槵子一百八，以常自随。"经中说如果要灭除烦恼，消灭烦恼障、报障的人，应当以木槵子穿成一百零八颗念珠，当随身携带。

　　木槵子念珠是经典中最早关于念珠的记载，可以说是最早的念珠。在《木槵子经》中也以木槵子作念珠以之为信佛修行的辅助工具。在《千手千眼观自在菩萨广大圆满无碍大悲心陀罗尼经》卷一中也说，如果要降伏大力鬼神者，可取阿唎瑟迦紫，以咒语加持七七四十九遍，投入火中烧，还必须涂上酥酪蜜，并于大悲心千手千眼观音像前作法。

六、石蜜

　　石蜜是一种由甘蔗汁煎煮而成的糖块，由于其坚硬如石块，所以称为石蜜。在《苏悉地羯罗经》卷上《分别烧香品》作五香之一。在《五分律》卷五中为五种药之一。《善见律》卷十七中说："广州土境，有黑石蜜者，是甘蔗糖，坚强如石，是名石蜜。伽尼者，此是蜜也。"《正法念处经》卷三中，描写石蜜："如甘蔗汁，器中火煎，彼初离垢，多颇尼多。次第二煎，则渐微重，名曰巨吕。更第三煎，其色则白，名曰石蜜。"

《本草纲目》记载，石蜜，又称乳糖、白雪糖，即白糖，出产于益州（四川）及西戎。用水、牛乳汁、米粉和砂糖煎炼成饼块，黄白色而坚重。主治心腹热胀，滋润肺气，帮助五脏。

七、茉莉

茉莉花是经常可见的香花植物，洁白芬芳的花朵，令人赏心悦目。茉莉花是原产于伊朗、克什米尔及印度北部的土产植物，生长力极为旺盛，可长出大量的小枝。其花朵为白色，具有芳香，在枝顶长成优雅的散生。花期大约为 7 月至 10 月，每天清晨可采取盛开的花，其香气的萃取是将花埋在油脂中而抽出。

茉莉花又称为摩利迦花，在经典中也常出现，就是指有芳香的素馨。茉莉除可以点缀室内用于清新空气、美化环境，也常被用来制成香油或香水，而将花晒干后混在茶叶里的就是素馨茶（茉莉茶）。

天然香料（包括天然香料的萃取物）的养生价值远高于合成香料，所以，以天然香料为佳，由各种天然香木或香草等制成，不仅有香气，还具有各种成分可以达到养生养性的功能。简单来说，在香品材料的选择上，只要不添加化学香精、香料都是上选好香；除非有特殊需求，有好配方的和合香较单一香料为佳。

第三节　合　香

依据制作时在一种香品里包含了几种香料，可以将香品划分为只含有一种香料的单品香，以及混合两种或两种以上香料的和合香，或者简称为合香。单品香的出现和使用历史早于合香，体现了香料本身所具备的单一特质及某种特定香味，随着人们对各种香料的特性与香味的熟练掌握，再加上香料种类的多样性和易得性，自然而然地发展出了合香配方。就像中药配方通过多种药材的搭配而实现更加全面的药效，合香也借助多种香料的合理搭配从而丰富了香料的作用与价值，也产生出更多类型的香气。

据文献记载，西汉时已有人试制合香，并且有了合香配方。到东汉时期，香料的品类已相当丰富，另外合香的配方不仅丰富多样而且十分考究，合香配制的严谨程度，胜似医药方剂。汉代之后，合香配方的种类日趋丰富，制香技术日趋纯熟。南北朝时期，种类繁多、数量庞大的进口香料开始流行于上层社会的生活中，合香配方的种类也大为增加。宋代香文化的繁荣有一个坚实的基础，即重视香的品质。合香的制作水平很高，在用香及制香上也讲究心性和意境。直到明清时期，合香一直是中国香品应用的主流。

和合香，依据和香的目的等各方面条件会采用不同的配伍原则，通过精选各种香药，经由不同的炮制手法使药性或香性更好地发挥，往往还需一定时间的窖藏，使药性更加融合，香味更加醇和。以精美配方精心配制而成的和合香同时还是极其珍贵的中药，有时还会赋予特定的祝福与象征含义。和合香在选材及配伍上，借助"君臣佐使"之理，更好地发挥了各种香料的香性及药性，消除各种单品香之间的不利因素，使整体达到和谐统一。好的和合香甚至能使人产生"感动""愉悦"等微妙的身心体验。和合香就是良药，有好的原料及好的配方，各种成分相辅相成，以"君臣佐使"之理发挥最大的功效。因此，除了直接使用香木切片或粉末品香之外，一般多半会以数种香料依配方混合使用。而在不同合香之间，品质的高下则取决于香方的水准。

一、安息香

安息香，安抚神经系统，舒缓紧张与压力，最大的功能是润肺及畅通呼吸道。安息香通常是用来做成和合香，因为这种香料具有引发各种香材独有气味的特点，而且可以让烟气呈现青白色、直线上升而不散。据记载，焚烧安息香可以直通神明，辟除众恶。在佛经中，记载有古代名僧佛图澄燃烧安息香咒愿而敕龙取水的事迹。

二、龙涎香

龙涎香的最主要用途在于调制合香，添加了龙涎香可以使香烟凝聚而不易飘散。《本草纲目》中记载："龙涎，方药鲜用，惟入诸香，云能收脑麝，数十年不散。又言焚之则翠烟浮空，出西南海洋中。云是春间群龙所吐涎沫浮出，番人采得，货之每两千钱。亦有大鱼腹中剖得者，其状初若脂胶，黄白色，干则成块，黄黑色如白药煎而腻理，久则紫黑，如五灵脂而光泽，其体轻飘似浮石而腥臊。"

焚烧龙涎香用量极少，只要如一豆大的用量，就会有异香。其最大的特色是能聚烟。将它与其他的香品混合，燃烧时有助于"翠烟浮空，结而不散"。

而在《岭外代答》卷七中记载："龙涎于香，本无损益，但能聚烟耳。和香而用真龙涎，焚之一铢，翠烟浮空，结而不散。座客可用一剪分烟缕，此其所以然者，蜃气楼台之余烈也。"在这段记载中说明了龙涎香的最主要用途在于调制合香，添加了龙涎香可以使香烟凝聚而且不易飘散。唐代诗人白居易在描述悟真寺的景色诗句有："泓澄最深处，浮出蛟龙涎。"一句，其中"蛟龙涎"就是龙涎香。

早在 11、12 世纪时，宋代的海外朝贡品的项目中就有龙涎香。例如：天禧元年（1017 年）自三佛齐得龙涎香一块三十六斤。熙宁四年（1071 年）自大食勿巡国得龙涎香，同年从层檀国得白、黑龙涎香。由于龙涎香的价格极为昂贵，所以也常有赝品。在北宋时就有辨别龙涎香真伪的方法。当时的商人说："龙涎香如果浮于水而鱼会集中，如果用来熏衣则香不竭。"龙涎香在宋代常被用来做珍贵的贡品。在宋末元初陈敬的《香谱》中引叶庭珪《香录》（1151 年序）说："龙涎出大食国，其龙多蟠伏于洋中之大石，卧而吐涎，涎浮水面，土人见林鸟翔集，众鱼游泳，争啗之，则没取焉，然龙涎本无香，其气近于臊，白如百药煎而腻理，黑者亚之，如灵脂而光泽，能发众香，故多用之以和众香。"在元代的《岛夷光略》"龙涎屿"中记载："屿方而平，延袤荒海，上如云坞之盘绝，无田产之利，每值天清气和，风作浪涌，群龙游戏出没海滨，时吐涎沫其屿之上，故以得名。"

科技昌明的今日，我们不再采信龙涎香是"龙的涎液"的神秘之论。现代研究表明，龙涎香是抹香鲸胃中的排出物。抹香鲸在大洋中游走的范围相当广泛，四大洋几乎都有它的身影，更多是在印度洋和太平洋生活，所以龙涎香多产生于印度洋和太平洋中。抹香鲸吞食鱼类，而且多喜吞食巨大章鱼、墨鱼，吞食后它胃中便分泌出一种液体，既能克化鱼骨又能保护胃部，但这种液体在胃中与食物渣滓作用之后，不能存留就吐出或排泄出，这种物质被排出水之后就是形成龙涎香的基本物质，它的比重很轻，浮于水上，大洋广阔，在水上漂泊几年、几十年或更长时间都可能，一旦发现便是人们使用的龙涎香。

三、龙脑香

龙脑香，属五种香之一，是从龙脑树的树干中搜集的天然白色结晶粒。龙脑香在古代只生长于自赤道至北纬五度的地区，产生在婆罗洲北部、马来半岛、苏门答腊。龙脑香除了取自树心的天然结晶颗粒之外，也常砍倒龙脑树，收取树心涌出的胶脂。剩余的木材则加工，蒸馏出白色结晶。由于所取得部位及方法不同，而有龙脑香、龙脑油及冰片之不同名称。

龙脑香在汉代已经传入中国。根据《货殖列传》的记载，在西汉已出现在广州。南朝梁的文献记载中曾说："生西海律国，是彼律树中脂也，如白胶状。"唐末《酉阳杂俎》卷十八说，龙脑香又名"固布婆律"，"其树有肥有瘠，瘠者出龙脑香，肥者出婆律膏。香在木心中。波斯断其树，剪取之，其膏于树端流出，斫树作坎而承之。入药用有别法"。文中说，固布婆律树，有肥沃的，也有贫瘠的，肥沃的产出婆律膏，贫瘠的产出则称为龙脑香。在波斯常以剪断树枝的方法，来承取树端的婆律膏。在《新修本草》卷十三，也记载龙脑香的性状："龙脑香及膏香，味辛苦、微寒；一云温平无毒。主心腹邪气，风湿积聚，耳聋明目，去目赤肤翳。出婆律国。形似白松脂，作杉木气，明净者善。久经风日，或如雀屎者不可。云合糯米炭（一作粳米炭）、相思子储之，则不耗。膏主耳聋。树形似杉木。"宋代有关龙脑的记载非常多，如《宋会要辑稿·职官四四提·市舶司》将龙脑分成十种品级：熟脑、梅花脑、米脑、白苍脑、油脑、赤苍脑、脑泥、粗速脑、木札脑。

龙脑香的制作方法，是将木片、锯屑蒸发粹取脑分。《图经本草》中记载："今海南龙脑，多用火逼成片。"这种"火逼成片"的方法，根据日本《东亚香料史研究》中的记载，是将取剩的龙脑木碎片、锯屑，放入陶罐中，以盖子密封，埋入热灰中，于是在盖内凝结一层脑分刮取即得。这种方式萃取的龙脑香，不及天然结晶的颜色洁白、香味优雅，其颜色焦褐，并有焦臭味。

在宋代，著名的供茶——福建北部的龙凤团茶饼，也有掺入龙脑等香料。龙脑香属树脂类的香料，遇热就能蒸熏出清冽的香味。所以经常用来混合别种香料，做成固状的合香来燃点，或以单品的香粉撒在炙热的炭灰上蒸熏出香味。

龙脑香的使用方法有涂身、食用及熏香的分别。龙脑因为有清凉的作用，在东南亚诸国习俗，多以龙脑香混合他种香品如沉香、麝香等，于沐浴后涂在全身，当地的居民甚至以龙脑香为食物，将龙脑、龙涎香混入槟榔的夹料中，是当地王侯贵族食用槟榔的重要香料。

四、香附子

香附子，为莎草科植物莎草的干燥根茎。秋季采挖，燎去毛须，置沸水中略煮或蒸透后晒干，或燎后直接晒干。在《金光明最胜王经》卷七中，有以三十二味香药洗浴的方法，其中就有香附子。

在《如来方便善巧咒经》卷一中说：如果要受持一切咒，降伏诸怨敌者，则取怀香、草香、末香、尸利沙华多伽罗香、石上华恭居摩香、香附子、帝释手草香。从树枝出白汁者，取等分作末，和之持咒一千八遍。涂在身上即得如意。

在《根本说一切有部毗奈耶药事》卷一中说，香附子为五种香叶之一："云何根药？谓香附子、菖蒲、黄姜、生姜、白附子。"而经中也记载合香之法："沉香一两，煎香一两，熏陆香一两，甘松香一两，零陵香一两，甲香一两（十文已下），丁香一两，白胶香真（五文），鸡舌香（十二文），青木香一两，香附子（十文），白檀香一两，捣罗取末，以蜜和之。"

五、茅香

茅香，又称茅香根、茅根香，也称作饮第篾、香菜。梵名为优尸罗，又译为忧尸罗、呕尸罗、乌施啰、乌施啰、乌施蓝，属于禾本科，为高约 60～150 厘米的多年草，生于喜马拉雅山麓，达及缅甸、印度、斯里兰卡、非洲等地，生长于河岸或湖沼地等湿热的地方。茅香可制合香亦可制生香。

根据古印度的医书《斯休鲁塔本集》上记载，优尸罗是重要的治热病之药。印度诗人卡里达萨的著名戏曲"夏君塔拉公主"的剧情中就有以下的对白："普里扬维达，为谁运来有乌希拉草（即优尸罗草）的香油和纤维的莲?"……"因为夏君塔拉公主中暑，患重病，是为了冷却公主的身体。"的台词。

茅香在古代常用作室内的熏香，以驱灭蚊虫，消除秽气，古人所说的熏草，主要指茅香。在《名医别录》中陶弘景描写茅香的形态："状如茅而香者为熏草，人家颇种之。"茅香可能就是禾本科的香茅草。马王堆一号墓出土的木楬上有书"蒽（蕙）一笥"，就指出土物中的茅香一笥。在同墓出土的一件陶熏炉里也装满茅香。除了单品之外，混合一种以上的馨香植物来焚烧的情形也经常出现。长沙马王堆一号墓出土的另一件陶熏炉中，盛着高良姜、辛夷和茅香，混合在一起来熏烧。

六、甘松香

甘松香，根据《本草纲目》记载，甘松香产于川西松州，由于其味甘，所以称为甘松香。其根及茎干燥之后，可以用来作为药用及香料之用，尤其是根部芳香的成分居多。

根据《蕤呬耶经》卷中〈请供养品〉所记载，于一般供养法中，应该以白檀香混合沉水香供养佛部，以尸利稗瑟多迦（室唎吷瑟咤迦）等诸树汁香供养莲华部，而以黑沉水、安息香供养金刚部。又以甘松香、白檀香、沉水香、龙脑香、苏合香、熏陆香、尸利稗瑟多迦树汁香、萨阇罗沙香、安息香、娑罗枳香、乌尸罗香、摩勒迦香、香附子香、阏伽跢哩香、柏木香、天木香、地夜香等，与砂糖混合，可随意取用，来供养诸尊。

《不空绢索神变真言经》卷二十中也说，以不空王神通解脱心陀罗尼真言，随心承事供养曼拏罗三昧耶，以甘松香泥、白旃檀香泥，摩涂坛地，四面当心以纯白旃檀香泥画开莲花，当心莲花叶上，以郁金香泥、白旃檀香泥相和，画金刚杵印。

在《佛说金毘罗童子威德经》卷一中说，如果行者要入龙宫求宝，则可取白蜜、甘松香和药烧，龙就会觉悟行者需要宝珠，自动奉上。

七、降真香

降真香，其心材呈紫红色，是熏香、药用及染料的佳品。在宋代的《香录》中，曾把降真香区分为番降、土降及广降三种。据《证类本草》卷十二中记载："降真香，出黔南。伴和诸杂香，烧烟直上天，召鹤得盘旋于上。"宋代洪刍所著《香谱》中曾说降真香适合制成合香："其香如苏方木，然

（燃）之初不甚香，得诸香和之则特美。"

元代《真腊风土记》中记载："降真，生丛林中，番人颇费砍斫之劳。盖此乃树之心耳。其外白，木可厚八九寸，小者亦不可四五寸。"《本草纲目》中也记载降真香的生长样态，文中称为紫藤："紫藤香，长茎细叶，根极坚实，重重有皮，花白子黑……"《本草纲目》中称降真香的紫藤，其叶面细长，茎如竹根一般，非常坚实，外覆皮一重重，花为白色，子为黑色，如果放在酒中，经过二三十年也不会腐败。在宋代，降真香是一般百姓所常用的香品，作为药用，有治疗折伤、金疮，止血，定痛消肿，生肌等效用。《景岳全书》中记载"一方治天行时气，宅舍怪异，用降真香烧焚，大解邪秽，小儿带之，能解诸邪，最验。一法，以福建香茶饼不时噙口中，大辟伤寒瘴气秽恶。"

天然香料几乎都是药用植物，不仅有香气，还含有十分丰富的营养成分。好香就像良药，既要有好的材料，还要有好的配方。单一香料药性常有偏颇，所以若原料品级相同，其功效常不及多种香料配成的合香。

第四节　佩戴用香

香药对人体的影响有生理和心理两个方面。对生理的影响主要有神经系统和心血管系统，特别对中枢神经的影响较大；心理方面主要是通过感受香药特有的气味，使人身心进入一种愉悦的境界，产生美好的感受。香药的主要作用机制就是散发于空气中的香药分子被鼻腔的嗅觉细胞捕获，口腔以及眼睛等器官的黏膜吸收，并由此对末梢神经和毛细血管产生生理效应，并将此信息传输到大脑皮层，从而给人芳香可人、身心愉悦之感。香药能够发挥防虫、杀菌、辟秽、健脑、安神、调心和益等作用。

　　将香药用于疾病预防，一种最简便有效的施药方法，就是将香药制成香囊，供人佩戴，或悬挂在居住及经常停留、出入经过的场所。通过呼吸和嗅闻作用，将药物施加于人体。甲骨文中的"香"字是一个象形字，形如"一容器中盛禾黍"，是指禾黍的美好气味。先秦时，上至士大夫，下到平民百姓，都有随身佩戴香物的习惯。如《史记·礼书》中记载："故天子大路越席，所以养体也；侧载臭茝，所以养鼻也。"《山海经·西山经》中有"有草焉，名曰薰草，麻叶而方茎，赤华而黑实，臭如蘼芜，佩之可以已疠"。长沙马王堆汉墓出土的香囊，内有芳香类药物，这说明在当时人们已经有佩戴香囊辟秽、消毒的卫生习惯。香草、香囊既能美饰、香身，又可辟秽防病，在湿热、多疫病的南方尤为流行。中国古代将香料放入香囊里，以丝线缝绣，佩戴在身上的习俗，早期大多为女子佩戴，例如《尔雅》记载妇女所佩的"缡"，就是一种近似端午节佩带的香囊。

　　据载，古代很早就已有佩戴香的风俗，《尔雅·释器》："妇人之祎，谓之缡。"郭璞注："即今之香缨也。"《说文·巾部》："帷，囊也。"段玉裁注："凡囊曰帷。"《广韵·平支》："缡，妇人香缨，古者香缨以五彩丝为之，女子许嫁后系诸身，云有系属。"这种风俗是后世女子系香囊的渊源。古诗中有"香囊悬肘后"的句子，大概是现存佩戴香囊的最早记录。魏晋之时，佩戴香囊更成为雅好风流的一种表现，佩戴芳香四溢的香囊不再是女性的专利，东晋谢玄就特别喜欢佩紫罗香囊，谢安怕其玩物丧志，但又不想伤害他，就用嬉戏的方法赢得了香囊，烧了，成为历史上的一段佳话。佩戴香囊业已转变为文人雅士表现风尚的方法，所以文人雅士在日常生活也会习惯佩戴香囊。后世香囊则自然成为男女常佩的饰物，秦观《满庭芳》里有"销魂。当此际，香囊暗解，罗带轻分"的句子就是明证。

佩戴方式除将香药做成香囊或用其他形式佩于身上，以达避邪除秽之功效。还有的地方将檀香药条佩挂在婴儿胸前，通过其经常咀嚼，借以消除浊秽之气。另外还可将其佩挂于车、室内。宋代贵妇人的车里也悬挂香囊，成为一时的风尚。陆游在《老学庵笔记》里特别记下了当时的这种风尚"京师承平时，宋室戚里岁时入禁中，妇女上犊车皆用二小鬟持香球在旁，二车中又自持两小香球，驰过，香烟如云，数里不绝，尘土皆香"。

在宋词中常有"油壁香车""香车宝马"这样的词，大概就是指的这种悬挂香囊的犊车。如晏殊的"油壁香车不再逢，峡云无迹任西东"。李清照的"来相召，香车宝马，谢他酒朋诗侣"。

明清时期的达官贵族在出门时甚至会有奴仆手持烧香熏炉站在马车两侧，车上也会悬挂香囊，因而当马车经过之时，可见香烟如云、尘土皆香的景况。

香囊的使用一直沿用至今，最主要、最经典的应用仍是辟疫养生。现代药理学相关研究证明，佩戴法选用组成的香囊药物，含有较多的挥发油，也证实具有现代医学中抑菌、抗炎以及提高机体免疫力的作用。临床研究表明，辟疫香囊是具有可操作性的防治手段。并且在临床调查研究后认为，防疫香囊对于某些特殊人群的预防疫病方面同样具有明显效果，如婴幼儿的疫病预防等。经防疫部门测试，佩戴药物香囊后第 14 天，鼻黏膜上免疫球蛋白量比未佩戴前高出 4 倍。有医院曾用高良姜1500g、佩兰500g、冰片150g、桂皮500g，共研细末，取药3g装入5平方厘米大小的香囊中，让老年人白天带在身上，夜里放在枕边，试验的结果是一些患慢性支气管炎的人感冒发病率减少了70%左右。实验方面的研究，1982年相关研究者谈及使用马王堆汉墓的香囊古方预防感冒，取得了良好的效果。相关科研人员在辟秽香囊抗甲型、乙型病毒方面也取得成效。2003年中国SARS大流行期间，南京中医药大学制作了十多万个中药防疫香囊，让大学里的师生、员工佩带，亦提供予政府部门使用。结果，南京中医药大学无人染病，证明该香囊具有一定的预防作用。

悬佩香囊是香料使用的传统方法之一，也是芳香疗法预防新型疫毒中重要的香品之一，具有方便、安全、易于人群接受等优势，既给人带来芬芳的嗅觉体验，同时也具有视觉的感官享受。

古代用以辟疫的香囊主要药物含雄黄、朱砂、芜荑、桔梗、木香、虎骨、雌黄、沉香、细辛、苍术、菖蒲、鬼箭羽、鬼臼、桂枝、诃子等。

第五节　生活用香

除了常见的熏燃、佩带等用途之外，日常生活中广泛存在着不同形式的蕴含防疫功能的香品。

一、可作为虫、兽驱避剂的香品

人类在与各种自然灾害做斗争时，发现了天然的驱避剂——有些物质的气味对某些动物有驱避作用，这些物质被称为驱避剂。驱避剂对保护人类安全健康有一定的作用。例如将可以持续散发防止虫蠹的香气的香品，某些质地坚硬的香木被运用在建筑房屋与造像雕刻上。又如汉代帝王有以香泥建筑"椒房"让宠爱的妃子居住，"椒房"除具有保暖、芳香之用，还可以防止虫害居住，清代亦有使用天然香木建造成宫殿梁柱的记录。

（一）驱鼠

被誉为"植物猫"的植物——药用倒提壶、接骨木、毛蕊花、缬草等，它们都能散发出使鼠类难以忍受的气味；香料植物芫荽菜有特殊的气味，将它的叶子和粮食混在一起，也可防鼠害；苦参、黄连、大蒜、辣椒等含有不同的辛辣成分，对鼠类也有较强的拒食作用；郁金香的气味能有效地阻止了鼠类接近。

对于农作物及野外作业人员来说，防止动物伤害是一个重要的问题。世界各国都曾报道过野兽驱避剂，各有利弊，但效果均不理想，往往在使用后还是遇到野兽的侵袭。有人提出了一种新型、高效的驱避剂，这种驱避剂是 3 碳烷基或 2 碳以上的烷基吡啶衍生物，其组成是下列三种中的一种：

1. 2-甲基-5-乙基吡啶 8%，醇酸树脂 47%，二甲苯 45%；

2. 2,6-二甲基吡啶 10%，醇酸树脂 40%，二甲苯 50%；

3. 三甲基吡啶 12%，醇酸树脂 45%，二甲苯 43%。

将上述各种成分混合后，用以浸渍 12 毫米直径粗的包装草绳，每 500 米长的草绳用 15 公斤药液浸渍。用这种草绳围住居住及各种农田，可以防止野兽的伤害。围时，桩高度可在 30~60 厘米，有效期可保持 2~3 个月。可以有效地防止熊、野猪、羚羊、猿猴、野驴等的为害。

（二）驱蛇

一年生的草本植物叫作"蛇灭门"，俗称望江南、野决明、野扁豆、金豆子、狗屎豆、头晕草、胃痛菜、金花豹子、凤凰草等，是治疗蛇伤、无名肿痛、胃病、高血压的常用中草药，尤对治疗各种毒蛇咬伤有独特的药用功能。将该草植于庭院附近或房前屋后，其气味可以防止毒蛇入宅伤害人畜。这种草治疗蛇毒极为灵验，蛇伤患者用此药内外治疗——外敷有快速消散蛇伤肿毒的作用，内服可防蛇毒内攻人体内脏，可排除毒液水外流，随之肿痛会逐渐消失。

（三）驱鸟

我国调香师利用鸟类的嗅觉特性配制了一种驱鸟香精，人闻起来"像香水一样"，但却令鸟类极为恶心、厌恶、恐怖，使用时可以用水稀释喷雾（雾滴黏附于被喷物体表面），也可以直接挂瓶使用，鸟雀闻后即会飞走，在其记忆期内不会再来。这种驱鸟香精已经用于农作物的保护，在果园、晒场、播种地、飞机场等需避鸟场所，可有效驱赶而不伤害鸟类，驱鸟香精水稀释液具生物降解性，对人畜无毒无害。

（四）驱虫

人们早已发现许多天然香料有驱虫作用，如薰衣草或薰衣草油放在衣柜中可使衣物免受虫咬损坏，桑柑的驱虫效果也特别灵，香茅、肉桂和丁香也有出色的驱虫本领。将肉桂油和丁香油混合作为驱虫剂使用，在欧美民间已经有一百多年的历史了。

对家蝇具有忌避作用的香料有α-柠檬醛、α-蒎烯、香叶醇、芳樟醇、正癸醇、正辛醇、松油醇、苯乙醇、茴香脑、茴香醚、茴香醛、丁香酚、黄樟油表素、愈创木酚、羟基香茅醛、香茅醛、苯甲醛、苯丙醛、桂醛、二苯甲酮、茉莉酮、椰子醛、草莓醛、香豆素、薄荷油、丁香油、松节油、丹参油、香茅油、大茴香油、雪松木油、岩兰草油、香根油、肉豆蔻酊、芹的提取物、胡荽油、百里香（麝香草）、肉桂（桂皮）提取物、松针提取物、柠檬萜等。

将茉莉酸和芳樟醇等挥发性物质喷洒在小麦或茶苗上，可诱导寄主植物产生抗性，对蚜虫刺吸行为有不利影响。麦长管蚜和禾谷缢管蚜在茉莉酸诱导的小麦品种郑州 891 上，取食行为发生明显改变。经茉莉酸诱导后，郑州 891 的取食适合度降低，其机理与茉莉酸诱导产生挥发性的蚜虫取食拒避剂和诱导维管液营养成分改变有关。

此处特别介绍一下蚊虫驱避剂。我国的香药、香料工作者早就发现了许多植物精油具有优异的驱虫效果。云南省内有一种野薄荷，人们曾把它采来当野菜食用，也用来治疥疮、漆疮、痈疽等，并可作乌发剂用。后来有人从这种野薄荷的茎叶中提取了一种具有清凉香气的精油，将此油少许涂抹在人的皮肤上，就能有效地防止蚊、蠓、蚋的叮咬。对人安全无毒的万寿菊全身有一种刺鼻的气味，这气味却是一种神奇的驱虫剂。一百多年前，欧美各国的居民们在花坛四周种上万寿菊以防止动物。和虫子的入侵，现在人们在住宅窗口喜欢种上几株万寿菊，当万寿菊长得茂盛时，整个夏季室内的人就免受蚊虫的骚扰了。

广东、广西、福建等地大量种植柠檬桉树，当地人摘取这种树的枝叶用来驱赶蚊虫。曾有报道，某地一个村子夏天没有蚊子，原因是村子到处都种着柠檬桉树。采集柠檬桉叶用蒸馏法提取柠檬桉油，这是一种调香师非常熟悉的香料，主要成分是香茅醛，含量比从香茅草提取的香茅油高一倍。香茅醛在酸性条件下会转化成一种黏稠的混合物，这种混合物有良好的驱蚊作用。柠檬桉油储存一段时间以后，里面也会慢慢产生这种混合物，可将它分离出来，用酒精稀释后涂抹在皮肤上，蚊子就不来叮了。这种混合物对皮肤没有毒性，也无刺激性。

　　现今常被用作防疫避蚊的天然精油有：天竺葵油、桂皮油、丁香油、冬青油、桉叶油、芳樟叶油、薄荷油、香柏油、薰衣草油、樟脑油、橄榄油、香茅油、柠檬桉油、柠檬油、茴香油、野菊花油等。由于万金油、涓凉油、祛风油、风油精的主要成分都有驱虫作用，因此，人们也常在皮肤上涂抹这些油驱蚊。夏夜睡觉前，在床的四角放几盒打开的万金油，也可驱除蚊虫，保证在不受骚扰的环境里美美地睡上一觉。

　　香药、香料工作者经过多年努力，上述这些有驱虫作用的精油中确实有效的成分陆续已被分离鉴定出来，为今后采用生物或化学方法大量生产这些安全有效的驱虫剂开辟了一条宽广的道路。

　　西方的芳香疗法中也提到许多精油或植物具有驱蚊作用，比如桉叶油、芹菜籽油、桂皮油、橘皮油和罗勒、薰衣草、芸香、九里香、夜来香等，据说桑葚和山楂花也有驱蚊作用。有些植物被称作防蚊木或防蚊草，有一些植物是有杀虫作用的，比如除虫菊、大戟、曼陀罗、半夏、打碗花、百部、车前、苍耳、半边莲等。

　　虽然人们早已知道有许多天然香料有驱蚊作用，但到底哪些香料的驱蚊效果更好呢？长期以来人们津津乐道、以为驱蚊效果"最佳"的几种精油——香茅油、柠檬桉油、桉叶油、山苍子油、艾叶油等的驱蚊效果其实只是一般般，而驱蚊效果最佳的香叶油、松油、柏木油等没有被"发现"。难怪世人虽然一直对天然香料的驱蚊能力寄予厚望，从事这方面工作的人们却拿不出一张令人满意的成绩单出来。

巧妙地配制有可能大幅度提高驱蚊效果，我国的调香师已经率先配制出几种高效的驱蚊复配精油，它们的香气优美，得到多数人的称赞和喜爱，香气可以贯穿始终，常闻不生厌，留香时间持久，对多种蚊子的驱避效果极佳，驱避效率超过90%，用于各种驱蚊场合，反响良好。采用这些复配精油配制蚊香和气雾杀虫剂，不管使用或不使用杀虫剂（不用杀虫剂的制剂，香精用量要大几倍，成本会高一些，但对人畜的安全性也高得多了），香气全都得到众人的好评，驱蚊效果也都比添加其他香型的香精好，值得大力推广。

"驱蚊精油"与樟木粉、柏木粉等混合成为"天然驱蚊香粉"，把它放在传统的熏香炉或现代化的电热熏香炉里加热散香，驱蚊效果更佳，而香气也更令人愉悦，相信在不久的将来，这种不含任何农药却胜过农药、对人体无害甚至还有养生作用的"半现代技术""半复古"的产品，就能走入千千万万平民百姓的生活之中。

二、用于喷洒涂抹的香品

胭脂，是中国最早批量生产的一种化妆品。古时又称其为燕脂，是指战国时代燕国作为化妆品大量生产的红色脂肪物。因其含天然香料成分，所以那时候化妆品被称为"香妆"。这种称法自秦代时传入日本，至今日本人仍有把化妆品称为"香妆品"的习惯。涂敷之用的香料种类繁多，一般是把香料捣成碎末之后，配成各种香方，再制作成香粉、香油或香脂使用。常见的是沐浴之后直接将香粉、香油敷在身上、脸上，甚至进一步加入胭脂调色后制作成敷面香粉或润泽芳香头发的香油，以及调和香粉的唇膏等。此类香品多为女子使用，常见于妇女的妆奁里。

香水，用以喷洒头发、肌肤、服装，以香化身体、愉悦心境。现在，香水已成为日常生活中必不可少的化妆品。当然，随着社会的发展和科技的进步，化学合成的芳香之品也不断增多。

香料香精还参与鼻烟的制作，为鼻烟增香。可以加入具有祛病养生作用的香料香精，使鼻烟成为祛病养生的产品。例如加入麝香等名贵香辛药材，或用花卉等提炼得到的浸膏、精油等，嗅之气味醇厚、辛辣，据说有辟疫、明目、提神、活血之疗效。

史书中常见于美容化妆的香药及用品有：檀香、沉香、安息香、苏合香、龙脑香、降香、蔷薇水、蔷薇露、苏合油、兰膏、绛雪、口脂、面脂、面药、红雪、紫雪、腊日、历日、腊脂、香饵脂膏、五药脂膏等。《宋史·占城国传》："又有蔷薇水，经岁香不歇。"《旧唐书·林邑国传》："得麝香以涂身，一日之中，再涂再洗。"《新五代史·占域传》："显德五年（公元958年）其国王因德漫遣使者莆诃散来贡……蔷薇水十五瓶……蔷薇云得自西域，以洒衣虽敝而香不灭。"

三、饮食之香

（一）烹炒面食用香

烹炒面食用香历史悠久。香，成为中国饮食文化的精华。一是烹炒，古时人们就知道利用胡椒的香气调口味，利用桂皮、生姜、大香、茴香作调料。随着食品与香料的配合，香在烹炒中成为必不可少的用料，大肉无大香和丁香则无味，羊肉无胡椒和生姜则膻腥，鸡肉无桂皮等香料则难以入口。丰盛的宴席上的各种佳肴都是香料的艺术结晶。药用的山艾、大香、丁香、生姜、桂皮等都是厨师必掌握的用香技艺。二是面食、蒸馍、烙馍掺和进香茹草、小茴香、花椒叶、姜黄等，既使蒸馍花卷香味扑鼻，又使颜色特别好看。三是用香配制食品调料，如家庭厨事用的"五香粉""十三香"等成品调料。所有这一切，均是用香定调定味的。四是香型食品添加剂的广泛使用，成为副食品的特色。

（二）饮料用香

饮料中香茶是历史上最早的加香饮品。随着社会的进步，各种饮料已进入人们的生活，香属饮料的前提。酒讲究香型，如桂花酒、玫瑰酒是以原植物香为基调的，苹果汁、柠檬汁、菠萝汁等同样如此。无论历史上或现代人享用的饮料，是香气、香味丰富了人们的口味，使人们的饮品充满情趣。

此外，古人还有饮屠苏酒辟疫的习俗，据《千金要方》所载"辟疫气，令人不染温病及伤寒，岁旦屠苏酒方。大黄十五铢，白术、桂心各十八铢，桔梗、蜀椒各五十铢，菝葜十二铢，乌头六铢"并称其"屠苏之饮，先从小起，多少自在。一人饮，一家无疫。一家饮，一里无疫。饮药酒得三朝，还滓置井中。能仍岁饮，可世无病。当家内外有井，皆悉着药，辟温气也。"

四、风雅之香

宋代的香配方丰富，香气风格多姿多彩，香品的名称也常精心推敲，诗意盎然，且有许多以人命名的香。宋代的香除了香炷、香丸、香粉等，还流行"印香"，即香粉回环如印章所用的篆字，又称篆香。制印香的模具常称"香印"，多以木材雕镂而成，大小不等，镂空成各种"连笔"的图案或篆字。

印香，又称为香篆、百刻香，是指将各种香粉用模具压制成连续不断，而且是特定的图案或文字，如此一来，即使是香粉，都可以在点燃之后依序燃尽。一般的香粉使用时都可以直接在香盘上压出图文，也可以先在香炉内铺上一层砂或香灰，取用干燥、松散的香粉，再用模具小心压印成固定的篆文形状，从一端点燃后依循形状而燃尽。印香的模子称为"香篆模"，多以铜、木头制成，所以古书中形容是："镂木之为范，香为篆文。"

另外，因为印香的形状具有一定的规格、大小，燃烧时通常也有固定的时间，因此古代寺院经常会将各种香粉压制成篆文、图案后燃烧，再根据不同大小、形状，测知时间的长度。明代以前的文人也喜欢在墨条加入檀香、麝香、丁香等香料，消除墨汁产生的不好气味，使得书写之中带有阵阵香气。

此外，篆香又称百刻香。它将一昼夜划分为一百个刻度，寺院常用其作为计时器来使用。元代著名的天文学家郭守敬就曾制出过精巧的"屏风香漏"，通过燃烧时间的长短来对应相应的刻度以计时。这种篆香，不仅是计时器，还是空气清新剂和夏秋季的驱蚊剂，在民间流传很广。

在清代，香炉已经是许多文人在生活中固定的书斋陈设，读书时伴随着香烟袅袅，也是记忆中清代文人的风雅形象。

五、美化环境

气味的"香臭"是环境保护与污染状况的一项重要指示。污浊的空气也是疫病滋生的有利环境。历史上曾多有卫生环境的恶劣加重疫病流行甚至导致大疫流行的事件。香花、香草以其幽雅的清香，成为调适环境必不可少的佳品。桂花、玉兰花、茉莉花等都十分适合于庭院种植，置身于绿树香草之中，会使人心旷神怡、精力倍增。屈原在《九歌·湘夫人》中提出，要在庭院周围种植百草，使生活环境优美芳香。"合百草兮实庭，建芳馨兮庑门。"另外，中国人的传统，喜欢在居住的房前屋后种"风水树"。这些树多半有一定的药用功效，比如能驱虫的樟树、桉树、楝树等。

人类既能污染环境，也一定能治理污染、美化环境。最早商品化生产的环境用香当推抽水式马桶厕所用的"绿泡泡"消臭赋香剂，使用了铜盐（吸收氨味）、活性炭（吸附硫化合物和低碳醛、酸等）、花香和果香香料（遮盖臭味），后来又进一步发展了室内芳香剂、汽车香水、"香精丸"等新产品上市。各类加香的空气清新剂、清洁剂，都为香化、美化环境做出了不少贡献。

第六节　特殊用香

除前文讲述熏染、佩戴以及涉及日常生活中所用香品，在古代文献中还记录部分用途较为特殊的香品，如宗教用香、民俗用香、防腐功能等。

一、宗教用香

香与宗教信仰存在着密切的关系，如佛香主要有三大类，一为物香，即有形的香，指的是燃香、香粉、香水等有形质的香；二为心香，即无形的香，指的是修习佛法之后的愉悦芳香之感受；三是法香，即永恒的香，指的佛法中的种种境界，如戒香、定香、慧香和德香等。

（一）物香

有形香包括燃香、熏香、香水、香囊、香盒、香具等。燃香为长条形的可燃之香，其用途最为广泛，为寺院、祠堂、居家最常用的香品。据传燃香是沟通人与佛及菩萨的重要媒介，也是信众用于表达自己内心愿望的重要载体。熏香主要用于熏蒸或熏洗衣物，以示庄严尊贵。香水常用于喷洒寺院、居所的内外环境，以驱邪去浊；香囊常用于随身佩戴，主要用于防疫辟邪。香器是燃香、熏香、喷洒香料的道具，主要有香炉、熏炉、蒸炉等。

焚香、装香料的香器，展现了香的具体之美。也以成香的文化中颇为独特的艺术。无论是在种类、材质、造型与色彩的显现上，都为人类的视觉与嗅觉心灵带来极大的喜悦。这些丰富的香器种类，主要是为了配合各种不同形态的香焚烧或蒸熏的方式而产生。除了实际上的用途之外，基于美观及装饰的考虑，香炉的型制、炉身的造型、色彩，更是琳琅满目，配合袅袅香烟，及美好的香味，让用香的情境达到极致。

由于香美好的特质和缥渺弥漫的香烟，而被视为能上达天听，传达诚心的供养之意给佛菩萨及天神等。所以香也是佛教中极为重要的供养，并发展出供香的仪轨、方法及真言、手印等。

（二）心香

指在修习佛法过程中，当达到一定程度时，人的感觉系统会产生一种特殊的体香，既是愉快的快感，也是由内及外的芳香感受。

芬芳的气味，令人愉悦，带来美好的感受，而有德的修行者，心灵也散发出美好的芬芳，令人崇仰，芳香远闻。因此，经典中常以香来比喻修行者持戒之德，如《戒德香经》中记载，在世间的香中，多由树的根、枝、花所制成，这三种香只有顺风时得闻其香，逆风则不闻；当时佛陀弟子阿难思维欲知是否有较此三者更殊胜之香，何者能不受风向影响而普熏十方，于是请示于佛陀。佛陀告诉阿难，如果能守五戒、修十善、敬事三宝、仁慈道德、不犯威仪等。如果能持之不犯，则其戒香普熏十方，不受有风、无风及风势顺逆的影响，这种戒香乃是最清净、无上者，非世间众香所能相比。

就一般人而言，香可以增长我们身体诸根大种，并借着香传递给信息给诸佛菩萨。但是最高明的用香方法则不仅只如此，而是以香直接燃烧供佛，心香就是用最至诚的心来直接面对佛。以有相的香，加上无形的心香：一个是庄严的表征，一个是心的常寂光明，以此供养诸佛，移相内熏，供养自身的法身佛，这是用香法门的极致。

（三）法香

法香指的是佛法中亘古不变的芳香品格。在《诸经要义》《集诸经礼忏仪》《六祖坛经》等文献中，都以香比喻五分法身，其将无学圣者于自身成就的五种功德法，称为五分法身；并以香来比喻，则称为戒香、定香、慧香、解脱香、解脱知见香。戒香，即自心中，无非，无恶、无嫉妒、无贪嗔、无劫害，名戒香。定香，即睹诸善恶境相，自心不乱，名定香。慧香，自心无碍，常以智慧观照自性，不造诸恶。虽修众善，心不执着，敬上念下，矜恤孤贫，名慧香。解脱香，即自心无所攀缘。不思善，不思恶，自在无碍，名解脱香。解脱知见香，自心既无所攀缘善恶，不可沈空守寂，即须广学多闻，识自本心，达诸佛理，和光接物，无我无人，直至菩提，真性不易，名解脱知见香。

在佛法中，从有相的用香，到无相的用香，最后将此香回熏自内，证得五分法身，证得无上正等正觉，将此光明之香遍满一切，使众生闻此香，心离一切杂染而得解脱，自证法身，自证智慧，以智慧的香焚烧一切，这可以说是佛法把香的境界从世间的用香，彻底转化升华到越超究极的境界。

（四）密教中的香

在密教许多修法中，香也是必备的供养，烧香与阏伽、涂香、花鬘、灯明、饮食等合称为六种供养。依不同的经轨而焚不同的香。如胎藏界三部所烧之香就有分别。根据《苏悉地羯啰经》卷上〈分别烧香品〉记载，佛部应燃烧沈水香，金刚部应燃烧白檀香，莲华部应燃烧郁金香，或是混合三种香，通用于三部，或是以一种香通用于三部。

在各种香中，室唎吠瑟咤迦树汁香，通用于三部，也可以用来献与诸天。而安息香献与药叉，熏陆香则献与诸天天女，娑折啰娑香献与地居天，娑落翅香献与女使者，干陀啰娑香献与男使者等，各有不同。龙脑、干陀啰娑、娑折啰娑、熏陆、安悉、娑落翅、室唎吠瑟咤迦等香，称为七胶香，为最胜最上者，以此和合而烧之，可以通用于佛部、金刚部、莲华部之息灾、增益、降伏等三种法，共为九种法。而《蕤呬耶经》卷中〈请供养品〉记载，在一般供养法中，应该以白檀香混合沈水香来供养佛部，以尸利稗瑟多迦（室唎吠瑟咤迦）等诸树汁香供养莲华部，而以黑沈水、安悉香供养金刚部。

白檀香、沈水香、龙脑香、苏合香、熏陆者、尸利稗瑟多迦树汁香、萨阇罗沙香、安悉香、娑罗枳香、乌尸罗香、摩勒迦香、香附子香、甘松香、阏伽跢哩香、柏木香、天木香、地夜香等，与砂糖混合，则称为普通和合，可以随意取用，以供养诸尊。

在密法中，常可见到"五香"的说法。如：《成就妙法莲华经王瑜伽观智仪轨》《建立曼荼罗及拣择地法》中说，密教作坛时，与五宝、五谷等共埋于地中之五香，即是指沉香、白檀香、丁香、郁金香、龙脑香。另也有为成就诸真言而备办之五种香。

佛教经典还记载着一种"涂香"，是指将香料粉末加水做成，或是加入油脂做成香油，涂抹在佛像或信仰者身上，作用是供养诸佛菩萨或是祈愿祝福。

二、祭祀及民俗用香

香最早用于宗教场所与祭祀活动中，成了人与神联络的神妙之物。虔心焚香拜祭，可上达天庭，下及幽冥。商周时，古人祭天有一个重要的仪式，即在灵台上堆架燔柴，焚椒升香，借缕缕清香之烟，与上苍对话。第一位以沉香祭天者，乃南朝的梁武帝，他用沉香建造明堂，取与上天纯阳正气相宜之意；在北郊则用土与香混合，以表示人与土地亲近之意。

在我国和世界其他地方的传统习俗中，香品常常发挥出特殊的作用。梁宗懔《荆楚岁时记》载："正月一日……进椒柏酒……进屠苏酒……下五辛盘，进敷与散。"《风土记》《练化篇》等亦有类似的记载。在民间，端午节前夕往往要悬挂艾条和菖蒲，春节前夕要喝屠苏酒。这些都是香品在民俗活动中实际应用的体现。在其他地域，香药亦有其特殊的作用。《旧唐书·堕婆登国传》载："其死者口实以金，又以金钏贯于四支，然后加以婆律青及龙脑等香，积柴以燔之。"

三、防腐用香

有人将芸香、麝香、樟脑等香料放置在书柜里，利用香料的特殊香气驱虫，避免藏书遭到虫蠹，因此古代藏书处所又有"芸台"之称。"书香门第"一词也与此芸香驱虫的历史习惯有关。

古埃及人懂得将香料用于尸体防腐，制作木乃伊。中国道教也用特殊香料（白芷）驱除尸虫。遗体防腐保存在历代各种医药著作中均无记载，但在类书和其他文史著作中可寻其端倪。古代的遗体防腐除了墓葬和棺椁结构外，主要是运用香药防腐，主要以苏合香、安息香、檀香、沉香等香药经科学配制而成的香品。《太平御览》引《从征记》云："刘表家在高平郡，表子捣四方珍香数十斛置棺中，苏合、消疫之香毕备。永嘉中，郡人发其墓，表如生，香闻数十里。"记载尸体防腐的还有《西京杂记》中的"魏襄王冢"，《太平广记》"墓冢类"中的"魏王子且渠冢""晋灵公冢""幽公冢"等。这些尸体防腐措施做得很好的古墓，除了十分注重墓葬结构外，还有一个共同特点——运用医疗香药作为防腐剂。古埃及、古西域有关木乃伊的制作，也离不开香药。因此，医疗香药是古代遗体防腐的重要材料。

第 六 章

疫疬防治的常用香食

近代医家张锡纯在《医学衷中参西录》中曾指出：食物"病人服之，不但疗病，并可充饥；不但充饥，更可适口，用之对症，病自渐愈，即不对症，亦无他患"。可见，食物具有"养"和"疗"两方面的作用，尤其是运用香药这种特殊的药材，使得营养膳食更加科学合理，能有效改善营养状况，增强抵抗力，有助于疫疬的防控与救治。根据中医辨证论治，将疫疬分为以下几种证型：

1. 湿热蕴肺证，临床表现为低热或不发热，微恶寒，乏力，头身困重，肌肉酸痛，干咳痰少，咽痛，口干不欲多饮，或伴有胸闷脘痞，无汗或汗出不畅，或见呕恶纳呆，便溏或大便黏滞不爽。舌淡红，苔白厚腻或薄黄，脉滑数或濡。

2. 气阴两虚证，临床表现为乏力，气短，口干，口渴，心悸，汗多，纳差，低热或不热，干咳少痰。舌干少津，脉细或虚无力。

3. 肺脾气虚证，临床表现为气短，倦怠乏力，纳差呕恶，痞满，大便无力，便溏不爽。舌淡胖，苔白腻。

4. 疫毒闭肺证，临床表现为发热面红，咳嗽，痰黄黏少，或痰中带血，喘憋气促，疲乏倦怠，口干苦黏，恶心不食，大便不畅，小便短赤。舌红，苔黄腻，脉滑数。

5. 寒湿郁肺证，临床表现为发热，乏力，周身酸痛，咳嗽，咯痰，胸紧憋气，纳呆，恶心，呕吐，大便黏腻不爽。舌质淡胖齿痕或淡红，苔白厚腐腻或白腻，脉濡或滑。

6. 湿毒郁肺证，临床表现为发热，咳嗽痰少，或有黄痰，憋闷气促，腹胀，便秘不畅。舌质暗红，舌体胖，苔黄腻或黄燥，脉滑数或弦滑。

7. 寒湿阻肺证，临床表现为低热，身热不扬，或不热，干咳，少痰，倦怠乏力，胸闷，脘痞，或呕恶，便溏。舌质淡或淡红，苔白或白腻，脉濡。

8. 疫毒闭肺证临床表现为发热面红，咳嗽，痰黄黏少，或痰中带血，喘憋气促，疲乏倦怠，口干苦黏，恶心不食，大便不畅，小便短赤。舌红，苔黄腻，脉滑数。

9. 气营两燔证，临床表现为大热烦渴，喘憋气促，谵语神昏，视物错瞀，或发斑疹，或吐血、衄血，或四肢抽搐。舌绛少苔或无苔，脉沉细数，或浮大而数。

10. 内闭外脱证，临床表现为呼吸困难、动辄气喘或需要机械通气，伴神昏，烦躁，汗出肢冷，舌质紫暗，苔厚腻或燥，脉浮大无根。

因此应对疫疠，应充分认识到食疗的重要性和必要性。现介绍一些可以应对疫疠的香食及其做法和功用。

第一节 药 膳

一、湿热蕴肺证

柴胡冬瓜汤

【原料】冬瓜 100g，柴胡 10g。

【做法】冬瓜去皮切成块备用；柴胡放入锅中，加适量清水，大火煮沸后改小火继续煎煮 30 分钟；将柴胡捞出来，放入冬瓜块，继续煮 10 分钟，最后加适量食盐调味即可。

【功用】祛湿清热、疏肝解郁、健脾益胃。柴胡是疏肝解郁、和解表里的良药，冬瓜是夏季的时令佳肴，具有除烦止渴、清热解毒、利水消痰、祛湿解暑的作用。对于夏季的疫毒有较好的预防作用。

二、气阴两虚证

玉竹橄榄猪瘦肉汤

【原料】玉竹 30g，新鲜橄榄（连核）60g，猪瘦肉 100～150g。

【做法】上 3 味加清水 4 碗煎至 2 碗，用食盐调味，饮汤食猪瘦肉。

【功用】养阴润肺利咽。方中玉竹养阴润肺；橄榄清肺利咽，生津解毒；猪瘦肉滋阴润燥。对肺脾气虚引起的声音嘶哑和气阴两虚型疫疠有很好的防治作用。

第二节　香　羹

一、湿热蕴肺证

绿豆百合薏米粥

【原料】绿豆 50g，百合 10g，薏米 50g，粳米 50g，核桃仁 10g，冰糖适量。

【做法】将绿豆、百合、薏米、粳米洗净，核桃仁洗净敲碎，一同放入炖锅中，加清水熬煮成粥，放入适当冰糖调味。

【功用】健脾补肾、利湿、清热解毒。适用于湿热蕴肺证患者，薏苡仁，性味甘淡凉，具有健脾渗湿、除痹止泻、清热排脓的功效，和中健脾，对调理脾胃、排毒祛斑有很好的疗效；百合，养阴润肺、清热；绿豆，解毒清心，可以帮助排除体内毒素；核桃仁温补脾肾。

车前薄荷粥

【原料】鲜车前草 30g，鲜薄荷 10g，粳米 50g。

【做法】先煮粳米，待熟时，加入洗净切碎的薄荷和车前草，亦可加入适量冰糖佐食用，日服 1 ~ 2 次。

【功用】清热利湿，散邪解毒。适用于疫疬并伴有皮肤灼热，胁肋部胀痛灼热，口苦咽干，身目发黄等症的患者。

葛根百合粥

【原料】葛根粉 50g，百合 30g。

【做法】水适量煎煮百合 10 分钟，加入葛根粉成糊状供服食。

【功用】清热泻火，可用于防治疫疬感染。

二、寒湿阻肺证

葱白粥

【原料】连须葱白 100g，豆豉 30g，芫荽 30g，粳米 60g。

【做法】粳米煮粥，加入连须葱白、芫荽、豆豉再煮 3 沸，趁热服用。

【功用】发散风寒，可用于疫疬感染早期症见发热恶寒者。

藿香粥

【原料】藿香 10g，粳米 60g。

【做法】藿香加水适量，煎煮 10 分钟左右取汁；粳米加水适量煮至粥稠，加入藿香汁，煮沸，适量服食。

【功用】芳香化湿，和胃健脾，可用于疫疬感染脾虚湿郁者。

薏苡仁粥

【原料】薏苡仁 20g，粳米 50g，盐少许。

【做法】将薏苡仁洗净捣碎，粳米淘洗，同入锅内，加水适量，共煮成粥，粥熟后加入少许盐调味，适量温服。

【功用】健脾渗湿，利水消肿，可用于疫疬感染脾虚湿盛者。

茯苓粥

【原料】茯苓 15g，粳米 30g。

【做法】先将茯苓磨成细粉，取茯苓粉同粳米一同入锅，加水适量，武火煮开，转文火煮至米熟粥稠。

【功用】健脾利湿，和胃益气，可用于疫疠感染有水湿证候者。

三、气阴两虚证

百合杏仁粥

【原料】新鲜百合 100g，杏仁粉 20g，粳米 100g，食盐适量。

【做法】百合剥瓣洗净，放在粳米中，加适量水煮粥；待粥成时放杏仁粉、食盐，搅匀即可服用。

【功用】百合益肺阴润大肠，杏仁止咳排毒，肺与大肠相表里，两者合用煮粥，有养肺阴与润肠排便的作用。可用于疫疠气阴两虚者。

四、肺脾气虚证

参芪佛手粥

【原料】人参 3g，黄芪 5g，薏苡仁 15g，佛手 3g，陈皮 5g，粳米 100g。

【做法】将人参、黄芪用适量水浸泡约 30 分钟，砂锅或不锈钢锅煎煮，大火煮开，文火煎煮约 25 分钟，加入佛手、陈皮，再煎煮约 10 分钟，去渣取汁。药汁中加入粳米、薏苡仁，浸泡约 30 分钟，大火煮开，文火煮约 30 分钟（久煲更佳），煮作粥食；或可依据个人口味，临熟之时加入少许食盐，搅和匀。建议不加冰糖或砂糖，恐其碍湿。可早、晚温食。

【功用】补脾益肺，平补胃气，可用于脾肺气虚者。

第三节　香　茶

一、湿热蕴肺证

青蒿桔梗茶

【原料】青蒿 15g，桔梗 10g。

【做法】共同煎煮代茶饮用。

【功用】清热解毒化痰，可用于防治疫疠感染。

双花桔梗茶

【原料】双花 15g，桔梗 10g。

【做法】共同煎煮代茶饮用。

【功用】清热解毒化痰，可用于防治疫疠感染。

金银花饮

【原料】金银花 10g，芦根 10g，陈皮 2g，甘草 3g。

【做法】共同煎煮代茶饮用。

【功用】清热解毒化痰，可用于防治疫疠感染。

咸橄榄麦冬饮

【原料】咸橄榄4枚，麦冬30g，芦根20g（鲜品用60~120g）。

【做法】上3味加清水500mL，煎至200mL，去渣饮用。每日煎2次，分数次口服。

【功用】清热生津，解毒利咽。治疗疫疠并伴有咽部疼痛，吞咽困难，口渴喜欢冷饮者。

迷迭香茉莉薄荷茶

【原料】迷迭香干品3g，茉莉花干品各3g，鲜薄荷叶3片。

【做法】一起放入杯中，倒入沸水，盖盖子闷泡约3分钟。

【功用】薄荷具有疏风散热解毒的功效，迷迭香、茉莉可以调节内分泌，从而改善皮肤皮脂腺分泌旺盛的状况。这款茶饮适合疫疠并伴有湿热较重，油光满面，生痤疮、压力大的人群饮用。体虚多汗者不宜多饮。

双花薄荷茶

【原料】金银花20g，金莲花20g，薄荷20g。

【做法】将3物共杵为粗末，每包15g，分装入纱布袋中。每次1包，沸水冲泡。

【功用】清热泻肺，疏风解毒。辅助治疗肺热毒袭引起的鼻部湿疹，鼻孔及周围皮肤灼热痒痛，皮肤表面糜烂，流黄水等。

紫苏菊花茶

【原料】紫苏、野菊花、薄荷叶各3g。

【做法】三者一起放入杯中，倒入沸水，盖盖子闷泡约3~5分钟。

【功用】紫苏叶含有挥发油，黄酮类、酚酸类等成分可以抗炎、抗过敏，野菊花能消炎解毒消肿。适合疫毒过程中咽喉肿痛人群使用。气虚体弱者不宜饮用。

薄荷竹叶茶

【原料】薄荷、竹叶各3g，车前草少许。

【做法】三者一起放入杯中，倒入沸水，盖盖子闷泡约5分钟。

【功用】清热祛湿、利水排毒。薄荷具有疏风散热解毒的功效，竹叶能清心除烦利尿。适合疫毒湿热较盛的人群饮用。脾胃虚寒者不宜饮用。

薄荷荆芥茶

【原料】薄荷、荆芥各6g，白鲜皮3g。

【做法】三者一起放入杯中，倒入沸水，盖盖子闷泡约5分钟。

【功用】薄荷、荆芥有解表祛风、清热解毒、镇静消炎的作用。适合疫毒伴有体内湿毒引起的皮肤发痒、湿疹等患者，孕妇及体质虚寒者不宜饮用。

鱼腥草饮

【原料】鲜鱼腥草 250～1000g 或干品 30～60g。

【做法】将鲜鱼腥草捣汁饮。或用冷水浸泡干品 2 小时后，煎煮一沸，取汁，去渣，频饮。

【功用】清热解毒，消痈排脓。辅助治疗肺脓肿成痈期引起的振寒高热，咳嗽气急，咳吐黄绿色脓痰，气味腥臭，胸胁满痛，转侧不利。

仙草鱼腥草茶

【原料】仙草、鱼腥草各 100g，白鹤灵芝、杭白菊各 50g，甘草 2g。

【做法】一起放入锅中，加清水约 1000mL，中小火煎煮剩下一半水，加入冰糖适量；滤出茶汤，晾凉后放入冰箱冷藏，当保健茶饮料饮用。

【功用】仙草和鱼腥草都有清热解毒和利尿消肿的功效。适合疫毒过程中伴有湿热、食欲不佳，水肿尿少，头晕头痛以及高血压的人群饮用。体质偏寒凉者不宜多饮，孕妇和儿童也不宜饮用。

姜糖茶

【原料】生姜 20g，红糖 20g，葱白 20g。

【做法】砂锅内加入生姜、葱白和水煮开，后加入红糖再煮开，趁热喝下。

【功用】祛风寒、止呕吐，可用于防治疫疠感染。

二、肺脾气虚证

参芪饮

【原料】人参 5g，黄芪 20g，枸杞 10g。

【做法】共同煎煮代茶饮用。

【功用】益气升阳，补益固表，可用于脾阳虚寒者预防疫疠，高血压患者慎用。

党参黄芪粥

【原料】党参 20g，黄芪 20g，山药 30g，枸杞 10g，粳米 60g。

【做法】党参和黄芪加水适量，煎煮 40 分钟左右取汁，稍凉后将山药切成小块，与粳米加入其中，煮至米熟粥稠，适量服食。

【功用】益气固表，平补三焦，可用于症见体弱食少，面色苍白，脉虚弱者防治疫疠。

黄芪当归饮

【原料】黄芪 20g，当归 10g，桂枝 10g，大枣 2 枚，枸杞 10g。

【做法】共同煎煮代茶饮用。

【功用】益气养血，补益固表，可用于预防新型疫毒感染。

固表除湿饮

【原料】黄芪 20g，防风 10g，炒白术 10g，苏叶 10g，藿香 10g，炙甘草 10g。

【做法】共同煎煮代茶饮用。

【功用】益气固表，利水化湿，可用于脾肺气虚有湿者预防疫疠感染。

加味玉屏风饮

【原料】黄芪 20g，炒白术 10g，防风 10g，桂枝 10g。

【做法】煎煮代茶饮用。

【功用】益气通阳，卫外固表，可用于脾阳虚寒者预防疫疠感染。

三、气阴两虚证

参葛山楂饮

【原料】西洋参 3g，葛根（粉葛）9g，生山楂 6g，荷叶 6g。

【做法】西洋参、葛根（粉葛）、生山楂用适量水浸泡 10~15分钟，大火煮开，文火煮 20 分钟，再加入荷叶后煎煮 5 分钟，将药汁与药渣灌入大小合适的暖水瓶或保温杯中。口干口渴时，随取，温饮代茶；可以饮完注入开水，也可随饮注入开水。

【功用】补气益阴，可用于恢复后期的患者或平时气阴两虚的人群用于预防感染。

第四节 香 酒

寒湿阻肺证

五加皮醪

【原料】 五加皮 50g，糯米 500g。

【做法】 将五加皮洗净，加水适量泡透，煎煮，每 30 分钟取煎液一次，共取 2 次；将煎液与糯米共同烧煮，做成糯米干饭，待冷加酒曲适量搅匀，发酵为酒酿。每日随量佐餐食用。

【功用】 祛寒除湿，通络止痛。适用于疫疬并伴有风湿引起的颈项疼痛，连及肩臂，有沉重或麻木感，头重如有物包裹，肢体酸痛，关节肿胀的患者。

青皮茴香酒

【原料】 青皮 20g，小茴香 20g。

【做法】 分别洗净放入 300mL 黄酒中，浸泡 3 天即可饮用。

【功用】 疏肝理气，解郁除烦。青皮性温味苦辛，是疏肝破气、化滞消积的良药。小茴香性温味辛，常服可以起到理气和胃、散寒止痛的功效。

香附佛手酒

【原料】 香附 30g，佛手 20g，米酒 500g。

【做法】将香附、佛手加入米酒内，密封 1 周即可饮用。每次 20mL，日 3 次。

【功用】疏肝理气，通经止痛。对于因肝郁气滞引起胸胁、乳房胀痛，小腹胀痛，心情郁闷，月经周期延后（量少、色暗红、有血块）的患者适用。

第五节 香 饼

槐花饼

【原料】槐花 200g，面粉 300g，鸡蛋 2 个，食盐适量。

【做法】将槐花放入开水中焯 2 分钟，捞出过凉水，挤干水，备用；将面粉中加入鸡蛋、食盐、少量水拌匀；添加槐花拌匀，揉为团；在平底锅内刷一层薄薄的油，将面团压扁放入锅内；煎至两面发黄铲出即可。

【功用】槐花饼具有凉血止血、清肝明目的作用，味道鲜美。适用于疫毒感染期间因热度过重引起的便血、痔疮出血、尿血以及肝热头痛、目赤肿痛、痈肿疮疡等症的患者。

地龙桃花饼

【原料】黄芪 100g，干地龙酒浸 30g，红花、赤芍各 20g，当归 50g，川芎 10g，桃仁 15g，玉米面 400g，小麦面 100g，白糖适量。

【做法】将地龙烘干研粉；将黄芪、红花、当归、赤芍、川芎浓煎取汁；将地龙粉、白糖、玉米面、小麦面混匀并以药汁调和成面团，分制为 20 个小饼；将桃仁均匀撒布饼上，入笼中蒸熟或用烤箱烤熟。每次食饼1～2枚，每日2次。

【功用】 益气活血，通经活络。本方蒸饼而食，病人易于接受，可以坚持服用，不伤脾胃。血压偏高的脑出血病人不宜食用。适用于感染疫毒并伴有基础病中风而口眼歪斜、肢体活动不便的患者。

芪苓桃花饼

【原料】 黄芪100g，茯苓50g，桃仁15g，红花10g，牛膝10g，玉米面400g，小麦面100g，白糖适量。

【做法】 将黄芪、茯苓、红花、牛膝浓煎取汁；将白糖、玉米面、小麦面混匀并以药汁调和成面团，分制为20个小饼；将桃仁匀布饼上，入笼中蒸熟，或用烤箱烤熟。每次食饼1～2枚，每日2次。

【功用】 活血通络，益气固表。适用于瘀血体质的人群预防疫疠。